W0053664

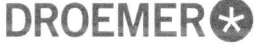

Thomas Bein

Ins Mark getroffen

Was meine Krebserkrankung
für mich als Intensivmediziner bedeutet

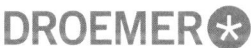

Besuchen Sie uns im Internet:
www.droemer.de

Aus Verantwortung für die Umwelt hat sich die Verlagsgruppe Droemer Knaur zu einer nachhaltigen Buchproduktion verpflichtet. Der bewusste Umgang mit unseren Ressourcen, der Schutz unseres Klimas und der Natur gehören zu unseren obersten Unternehmenszielen. Gemeinsam mit unseren Partnern und Lieferanten setzen wir uns für eine klimaneutrale Buchproduktion ein, die den Erwerb von Klimazertifikaten zur Kompensation des CO_2-Ausstoßes einschließt. Weitere Informationen finden Sie unter: www.klimaneutralerverlag.de

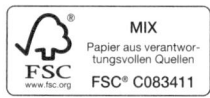

Originalausgabe März 2021
© Droemer Verlag
Ein Imprint der Verlagsgruppe
Droemer Knaur GmbH & Co. KG, München
Alle Rechte vorbehalten. Das Werk darf – auch teilweise – nur mit
Genehmigung des Verlags wiedergegeben werden.
Redaktion: Sabine Wünsch, München
Covergestaltung: Isabella Materne
Coverabbildung: gettyimages / Nick Thanatkorn / EyeEm
Satz: Adobe InDesign im Verlag
Druck und Bindung: CPI books GmbH, Leck
ISBN 978-3-426-27854-3

5   4   3   2   1

Gewidmet meiner Familie,
den Ärzten und Pflegenden, die mich in dieser Krise
hervorragend geführt und begleitet haben,
und meinem Hund Levie – durch die gemeinsamen
Wanderungen bin ich auf viele inspirierende
Gedanken gekommen.

Inhalt

Doch es kommt auch vor, dass der Arzt-Patient,
wobei er in seinem Unglück durchaus noch
ein wenig Arzt bleiben kann,
weit mehr Patient als Arzt ist.
Dann ist er nur eine erbärmliche Kreatur,
die gemeinsam mit den anderen Kreaturen
in ein gleiches Schicksal verstrickt ist.

Vladimir Jankèlèvich, *Der Tod*

Vorwort

Das Arztsein kann mit großer Erfüllung und Freude verknüpft sein, selbst unter den schwierigen Bedingungen der Ausübung, wie sie momentan zu beobachten sind.

Die Hochleistungsmedizin hat in den letzten Jahrzehnten enorme Fortschritte erbracht: Schwerst verletzte Patienten können überleben, eine Krebserkrankung stellt kein Todesurteil mehr dar, neue hoch technisierte und verfeinerte Methoden der Diagnostik spüren jeder entarteten Zelle nach, und die moderne Medizin verspricht – angetrieben durch die enorm gestiegene Lebenserwartung – ein mobiles und autonomes Leben, gegebenenfalls mit einfachem oder mehrfachem Gelenk- oder Herzklappenersatz. Ohne Frage – Technik und Digitalisierung charakterisieren die aktuelle Medizin. Eine wichtige »Endstrecke« der Hochleistungsmedizin ist die Intensivbehandlung: Sie bietet moderne technische Verfahren an (bei Patientenverfügungen oft als »Apparate« bezeichnet), durch die das an sich tödliche Versagen von Organen wie Lunge, Kreislauf oder Niere so lange ersetzt werden kann (künstliche Beatmung, maschinelle Kreislaufunterstützung, Nierenwäsche), bis sich die Organe von einer schweren Schädigung, zum Beispiel nach einer Blutvergiftung (Sepsis), erholt haben. Eine faszinierende Entwicklung, die den Arzt antreiben kann, dem drohenden Tod die Stirn zu bieten. Dennoch – oder vielleicht gerade deshalb – befindet sich die Medizin in einer Umbruchsituation mit Verunsicherungspotenzial. Ein zunehmend industriell anmutender medizinischer Hochleistungsbetrieb ist entstanden. Von überforderten Ärzten, verunsicherten Patienten, einem drohenden Pflegemangel und unter Druck stehenden Krankenhausmanagern ist mehr und mehr die Rede.

Ich habe mich als Intensivmediziner über Jahrzehnte mit der Hightech-Medizin identifiziert und verbunden gefühlt. Sah ich doch in Wissenschaft und täglicher Praxis große Entwicklungen. Es war eine nachhaltige Erfüllung, mit Expertise, Technik und einem spezialisierten Team schwer kranken Menschen nach Unfällen, Blutvergiftungen oder anderen lebensbedrohlichen Organausfällen zu helfen und diesen hart Getroffenen eine Überlebenschance zu bieten.

Den Tod allerdings können wir Mediziner immer noch schwer akzeptieren, und das persönliche Leid, die individuelle Betroffenheit der Schwerkranken blenden wir gern hinter hochkomplexen Geräten, Laborwerten oder Röntgenbefunden aus. Ich hatte viele Erlebnisse und Fragen bei Unklarheiten über die (ethisch) angemessene Therapie bei bestimmten Patienten oder bei problematischen Situationen am Ende eines von uns betreuten Lebens; dies führte schließlich dazu, dass ich mich entschloss, als »gestandener« Oberarzt und Leiter einer Intensivstation – also mitten im Zenit meines Berufslebens – berufsbegleitend Medizinethik zu studieren, da ich oft mit meinem »ethischen Latein« am Ende war und Burn-out-Symptome zu entwickeln begann. Frisch gestärkt durch das Master-Studium und durch das Nachdenken über das

Menschenbild in der Medizin arbeitete ich mit neuer Freude weiter. Bis es mich, den Arzt, selbst erwischte mit der plötzlichen Diagnose einer bösartigen Erkrankung, war die medizinische Welt – abgesehen von Erschöpfung und schwerer beruflicher Belastung – weitgehend in Ordnung. Ich wurde mitten in der produktivsten Phase meiner Tätigkeit (große Erfahrung, fachliche Reifung, Freude an Teamarbeit und Ausbildung jüngerer Kollegen) vom Krebs ins Knochenmark getroffen.

Mein persönlicher Perspektivwechsel vom Arzt zum Patienten ist Gegenstand dieses Berichtes. Arzt zu sein und gleichzeitig über Jahre hindurch das Getriebe der Spitzenmedizin *vom Ende her* zu erleben, war zunächst eine große Irritation für mich. Ich habe mir angewöhnt, zu beobachten und zu notieren – Begegnungen mit Pflegenden, Gespräche mit Ärzten, das Wahrnehmen der Atmosphäre beim Warten oder in der Tagesklinik neben den anderen Mitleidenden.

Diese Beobachtungen und meine Reflexionen haben bei mir neue Fragen zum Verständnis der modernen Medizin aufgeworfen und eine andere Einstellung zum Medizingetriebe hervorgerufen, und dieses ist ambivalent geworden.

Ich musste es am eigenen Leib erleben: Der ungeheuren Verdichtung der Medizin mit einer enormen Leistungsbreite steht nach wie vor der arme und leidende Mensch mit Verunsicherung, Angst und vielen Fragen gegenüber. Die Hightech-Medizin muss mehr denn je auf diese Urfragen des Menschseins eingehen, sonst werden die großen Erfolge nicht nachhaltig sein. Es ist bedenkenswert, dass Rufe nach der Humanität in der Medizin immer lauter werden, obwohl diese doch eigentlich das Wesen der Heilkunde darstellt.

Meine Erfahrungen, Beobachtungen und Reflexionen sind auf den folgenden Seiten zusammengefasst. Warum ist es mir wichtig, dem Leser diese Gedanken mitzuteilen? Ich glaube nicht, um meine Seele zu erleichtern oder um einen weiteren Bericht über eine Krebserkrankung anzufügen – es gibt bereits sehr authentische und bewegende Darlegungen. Ich will mich auch nicht mit gewisser Bedeutsamkeit vor dem Leser produzieren.

Ich glaube, dass die Erfahrungen und Beobachtungen, die ich während der nunmehr fünfjährigen Behandlungsphase gemacht habe, grundsätzlich mein Rollenverständnis als Arzt beeinflusst und ein kritisches Nachdenken in Gang gesetzt haben, das ich aus verschiedenen Gründen hier darstellen möchte. Verstehen sich Arzt und Patient überhaupt noch in einer Sprache, deren Komplexität diejenige der Medizin widerspiegelt? Ist möglicherweise eine Entfremdung eingetreten zwischen dem in den sogenannten *Gesundheitsberufen* wesenhaft angelegten Anspruch darauf, den Menschen in den Mittelpunkt zu nehmen, und der offensichtlichen Schwierigkeit seiner Umsetzung?

Wie könnte man sich sonst erklären, dass renommierte Medizinethiker wie der Freiburger Professor Giovanni Maio wiederholt ein Plädoyer für eine *Medizin der Zuwendung* ausrufen (müssen!) und Ärzte dazu ermahnen, den kranken Menschen zu verstehen.[1] Giovanni Maio sieht Fehlentwicklungen der modernen Medizin, die insbesondere ihre Ursache in einer extremen Verdichtung von Technik und Personal sowie auch in einer strikten

Kommerzialisierung und Unterwerfung unter das Diktat des Profits haben. Maio beklagt, dass »die Strukturen der Medizin, bezogen auf den zwischenmenschlichen Charakter, so entgleist sind wie selten zuvor«.[2]

Nach einer langen Zeit als Arzt im dichten Getriebe der Hochleistungsmedizin hatte es mich erwischt, und ich wurde zu einem Rollentausch gezwungen. Mit dem Überwinden einer ersten tiefen Erschütterung habe ich mich in das Beobachten eingeübt und wollte tiefer verstehen, wie es Kranken und Hilfesuchenden geht, die in eine akute bedrohliche Krise mit hoher Verunsicherung geraten sind.

Der Mensch stößt auf die großen Versprechen der technisierten Medizin – und muss sich dennoch immer wieder mit seiner Endlichkeit befassen. Ein Aspekt, den der aktuelle Gesundheitsbetrieb gern zurückstellt.

Ich bin dankbar dafür, dass diese effektive Medizin mein Weiterleben ermöglicht hat. Ich sehe aber auch Verwerfungen, Irritationen und unerfüllte menschliche Bedürfnisse im zwischenmenschlichen Bereich. Diese beiden Blickwinkel möchte ich dem Leser näherbringen mit dem Versuch, mich immer wieder von meiner persönlichen Krankheitsgeschichte zu entfernen und die Gedanken anderer Denker (Philosophen, Schriftsteller, Theologen, Soziologen) mit einzubeziehen. Ich hoffe sehr, dass der Leser sich in dieser Erweiterung und Zusammenführung von Persönlichem und Allgemeinem zurechtfinden kann und möglicherweise für sich selbst in diesem existenziellen Bereich von Gesundheit und Krankheit zum Nachdenken angeregt wird. Nach meinem Verständnis braucht die Medizin ein Umdenken zu einer *neuen* Humanität. Patienten, Angehörige und vor allem die Mitgestalter des Gesundheitssystems können hierzu beitragen. Vielleicht bietet dieses Buch eine kleine Anregung dazu. Auch im Zeitalter der Technisierung und Digitalisierung soll (und kann!) die Menschlichkeit in der Medizin bewahrt werden.

Regensburg im Frühjahr 2021
Thomas Bein

Überbringen schlechter Nachrichten –
Wahrheit und Wahrhaftigkeit

*Wer unter den Sterblichen mehr Freude
als Leid hat, kann nicht aufrichtig sein.*

Hermann Melville, *Moby Dick*

Diagnosen und Interpretationen

Es lief alles bestens. Die Karriere an der Universitätskli-
nik, ausgefüllt mit klinischer Arbeit, wissenschaftlichen
Meriten, Vorlesungen und Seminaren, führte zu einer gewissen ständigen Aufgeregtheit, einem Dauer-Push in
einem Spektrum zwischen Überdrehtheit und Erschöpfung. Das Gefühl, etwas Bedeutsames zu leisten, kann wie
eine Droge wirken: im Brennpunkt der Hightech-Medizin
auf der Intensivstation zwischen lebensrettender künst-
licher Beatmung und Entscheidungen über die Beendigung einer Therapie am Lebensende. Eine große Intensivstation mit vielen Ärzten und Pflegenden zu leiten, da
sind Durchhalte- und Organisationsvermögen gefragt.
Therapiestrategien, Gespräche mit Angehörigen, künst-
licher Luftweg, Nierenwäsche, Punktionen, Katheteranla-
gen, Begleitung beim Sterben, Management von Betten-
belegungen, Strategiebesprechungen mit dem Personal –
kurz: ein bedeutungsschweres und wirbelndes Leben;

welch ein Gefühl, ununterbrochen angerufen, um Entscheidungen gebeten zu werden. Nachfragen um Auskunft und Gespräche sind häufig zu vertrösten: »Der Oberarzt hat jetzt leider keine Zeit, Visite, wichtige Besprechung, Notfall …« Man lässt dies mit flüchtigem Bedauern von den Pflegekräften ausrichten. Die verspürte Wichtigkeit, genährt von dem besonderen Gefühl, *gebraucht zu werden*. Einen Hightech-Betrieb der Spitzenmedizin organisieren, Leben retten, den Tod in die Schranken weisen (manchmal allerdings ihm auch zähneknirschend den Eintritt lassen). Zur täglichen Intensivmedizin am Krankenbett kamen Publikationen, Einladungen zu internationalen Kongressen – es lief wie am Schnürchen und war natürlich ein ungemein erfüllendes Gefühl, wichtige klinische Arbeit zu leisten, mit wissenschaftlichen Berichten auf positive Resonanz zu stoßen und rastlos zwischen Intensivstation, Flieger und Kongresszentrum hin und her zu eilen. War da noch was? Ja, eine Familie mit Ehefrau und drei Kindern – aber davon später …

Die dritte Aufforderung zur betriebsärztlichen Untersuchung, die regelmäßig beim Personal im Gesundheitswesen durchzuführen ist, wird so drohend, dass ich – mit einer Verzögerung von sechs Monaten – endlich hingehe. Die ersten beiden Ermahnungen habe ich, wie so manche meiner Kollegen, erst mal auf die Seite gelegt, schließlich befand ich mich im Höhenflug meines Schaffens. Welche Unverfrorenheit: Einen Arzt zur ärztlichen Untersuchung einzubestellen ist ja fast so, als ob man ständig den Führerschein eines Fahrschullehrers überprüfen wolle oder als ob regelmäßig Geistliche die auswendige Rezitation des Vaterunsers gegenüber ihrem Bischof beweisen müssten. Ein Gesundheitscheck beim Arzt, dem Experten für geistiges und körperliches Wohlsein schlechthin. Eine lästige und etwas kränkende Angelegenheit, sie hält davon ab, Röntgenbilder anzuschauen, Visite zu machen oder die wissenschaftliche Untersuchung weiterzuführen. Ich schleppe mich also zur routiniert empathischen Betriebsärztin – Blutabnahme, Blutdruckmessung, allgemeiner Check. Der diskrete Briefumschlag in meiner Post wenige Tage später enthält eine Überraschung: abnorm niedrige weiße Blutkörperchen (Leukozyten) in kaum messbarer Zahl. Kurzes Erstarren, dann ein Ruck: Was macht der routinierte Arzt mit einem solchen pathologischen Befund (den er bei seinen Patienten nicht tolerieren und akribisch weiter diagnostizieren würde): verdrängen! Ärzte sind perfekte Verdränger. Sie leben oft ungesund, treiben wenig Sport und sollen häufig unglücklich verheiratet sein.

Der Arzt als Spitzenverdränger

Wenn schon der postmoderne Mensch ein entfremdetes Verhältnis zur eigenen Gesundheit hat, dann ist dem Arzt der »Zustand der inneren Angemessenheit und der Übereinstimmung mit sich selbst«, den der Philosoph Hans-Georg Gadamer als Idealform der Gesundheit postuliert hat,[1] möglicherweise abhandengekommen. Mehreren Studien in europäischen Ländern zufolge sind Ärzte häufig ungeimpft, unterziehen sich keinen Vorsorgeuntersuchungen, vertrauen sich keinem Hausarzt an und behandeln sich gegebenenfalls selbst. Natürlich war es bei mir auch so, aber warum? »Die Selbstfürsorge kommt zu kurz«, meldet das *Deutsche Ärzteblatt* unter der Rubrik *Arztgesundheit;*[2] zunehmender ökonomischer Druck und Personalmangel werden dafür verantwortlich gemacht. Das ist für mich zu kurz gegriffen, denn Ärzte waren schon immer – auch in »gemütlicheren« Zeiten medizinischer Versorgung – gute Verdränger, wenn es um die eigene Gesundheit geht.

Depressionen und Suchterkrankungen kommen bei Ärzten häufiger vor als in der restlichen Bevölkerung. Ein weiteres bei Medizinern häufig auftretendes Krankheitsbild ist das Burn-out-Syndrom, das bereits bei Studierenden der Medizin in einer erhöhten Rate nachgewiesen werden kann. Psychische Probleme korrelieren häufig mit Zeitdruck und mangelnder Autonomie am Arbeitsplatz sowie belastenden Patient-Arzt-Beziehungen. *Belastende Patient-Arzt-Beziehungen?* Warum ist das eigentlich so? In meinem späteren Krankheitsverlauf werde ich immer wieder mit dieser Frage konfrontiert sein. Wie kann es sein, dass der Beruf des Arztes, zu dem es doch angeblich eine innere Berufung gibt und der zu den angesehensten Professionen gehört, mit solcherart ausgeprägten Kollateralschäden verknüpft sein soll? Ist der moderne Arzt eine Fehlkonstruktion? Im Laufe von fünf Jahren meiner chronischen Erkrankung ergibt sich genügend Gelegenheit, hierüber vertiefend nachzudenken.

Es folgen in rascher Abfolge: Computertomogramm, Knochenmarkbiopsie, Labor, Ultraschall von Bauch und Herz – alle Befunde sind beieinander. Ich sitze vor dem Zimmer des Chefs der Klinik und habe einen Besprechungstermin. Der Moment der *Wahrheit.* In etlichen

Hundert Situationen habe ich von der anderen, sicheren Position als Arzt Patienten und Angehörigen bedrückende und wenig optimistische Nachrichten überbracht: »Wir haben alles versucht, aber wir können nicht mehr davon ausgehen, dass sich Ihr Mann von dieser schweren Blutvergiftung noch mal erholen kann. Alle lebensnotwendigen Organsysteme sind schwer geschädigt und bedürfen immer mehr technischer Unterstützung.« Oder: »Das Gehirn ist so stark verletzt, wir können nichts mehr für Ihre Mutter tun. Das Ende des Lebens ist bald erreicht.« Ich war gut geschult in feinfühligem und empathischem Umgang mit solchen Krisensituationen und habe das Seminar »Das Überbringen schlechter Nachrichten« für Medizin-Studierende mitgestaltet.

Kollegen als Behandler

Hier im leeren Vorzimmer sitzen und ahnen, was gleich eröffnet wird. Ich bin vom Fach, ich habe die Befunde schon gelesen, ich kenne mein Urteil bereits und warte nur darauf, dass es verkündet wird, wie im Vorraum eines Gerichtes warte ich, dass das Richtergremium aus der Beratung kommt. Die Beweislast für diese Krebserkrankung ist erdrückend, es bedarf keiner längeren Verhandlung mehr. Es ist klar, dass keine Bewährungsstrafe herauskommt, sondern eine Chemotherapie mit ungewissem Ausgang vor mir liegt. Hat der Arzt durch das medizinische Wissen um seine Krankheit einen psychologischen Vorteil gegenüber dem »Laien«? Über diese Frage nachzudenken, habe ich ja nun genügend Zeit. Hier im Warteraum des Chefsekretariats ist die vorläufige Antwort ein klares *Nein*.

Angst, schweißige Hände und Herzklopfen sind kein Merkmal eines souveränen Arztes, der fast alles (Lebens-) Bedrohliche schon gesehen hat. Mit dem Patientsein ist die souveräne Haltung wie weggeblasen; klein und hilflos komme ich mir vor und auch ein wenig neugierig, welche Worte die Ärzte für mich, ihren Kollegen, finden werden. Die Tür öffnet sich, und die junge Sekretärin, im adretten dunkelblauen Kostüm mit einem dezenten Schal um den Hals, bittet mich mit routiniertem Lächeln in das Zimmer des Klinikdirektors. Der Chef, flankiert von zwei Oberärzten, erhebt sich von der Ledersitzgruppe, begrüßt mich mit Handschlag und bittet mich, Platz zu nehmen. Ein sympathischer, schlanker, etwa fünfzigjähriger Mann mit freundlich nachdenklichem Gesichtsausdruck. Auffällig sind die langen und schlanken Finger, die eine Assoziation zu einem Künstler, vielleicht einem Pianisten, wecken. Nach einem kurzen Schweigen eröffnet er das Gespräch mit der Frage, wie es mir gehe. Da ich nicht viel Bedeutsames von mir gebe (die von Kollegen manchmal bei mir bewunderte Redekunst ist vollständig weggeblasen und zunichte), beginnt er, die Befunde vorzutragen, als ob er einem Kollegen im Rahmen eines Fachkonsils oder einer gemeinsamen Visite einen komplizierten Patienten vorstellt.

Ich befinde mich plötzlich in einer merkwürdigen Doppelrolle. Ich bin sozusagen in dieser Gesprächsrunde zu einem Fachkollegen geworden, mit dem man sich austauscht, der aber gleichzeitig das Objekt dieses Austausches ist. Ich nehme diese Rolle an und diskutiere wie von mir selbst distanziert die Befunde. Offensichtlich hilft dieses Rollenspiel allen Anwesenden, diese ungewöhnliche Situation zu meistern.

Nach ausgiebigem Betrachten von CT-Bildern und Laborbefunden kommt die entscheidende Situation auf uns zu: der Erkrankung einen *Namen* geben und die *Prognose* darlegen. Die Nennung des Namens (Plasmozytom, also Knochenmarkkrebs) gelingt noch relativ leicht, bei den Aussichten wird es schwieriger.

Der leitende Arzt trägt zunächst die großen Erfolge der letzten Jahre in der Entwicklung neuer wirksamer Krebsmedikamente vor, insbesondere bei *meinem* Plasmozytom (mit der Namensgebung beginnt die Krankheit bereits, ein Teil von mir zu werden). Es sei mit weiteren Entwicklungen zu rechnen. Therapeutischer Optimismus zieht auf, eine besondere Stimmung in dem hellen und modern eingerichteten Chefarztzimmer deutet sich an, als ob die Fortschritte der modernen Medizin in der Krebsbehandlung mit Händen greifbar wären und nach dem Unwetter der niederschmetternden Nachrichten eine klare und reinigende Luft aufgezogen sei. Die Oberärzte lächeln zustimmend zu den Zuversicht verbreitenden Aussagen. Eine reduzierte Lebenserwartung, gar ein möglicher Tod: Solche Bedrohlichkeiten werden zunächst ausgespart.

Später werde ich den Anfängerfehler eines Arzt-Patienten machen und mich auf der rastlosen Suche nach Fachinformationen in Fachjournalen auf die Spur wissenschaftlicher Untersuchungen zur Prognose begeben. Ich finde eine (statistisch gesehen!) mittlere Lebensspanne von etwa zehn Jahren nach Diagnosestellung und stürze wieder ab. *Statistische* Lebenserwartung: abstrakt und bedrohlich zugleich. Wie auch immer: Wie mit einem unsichtbaren Schritt habe ich in diesem Moment das *Reich der Kranken* betreten – ohne eingestempeltes Visum für eine Rückkreise in das *Reich der Gesundheit*.

Die Wahrheit und die gute Miene

Wahrheit und *Wahrhaftigkeit* gegenüber dem Krebskranken. Wahrheit ist – allgemein gesprochen – die Übereinstimmung von Aussagen mit einem Sachverhalt, Wahrhaftigkeit ist mehr: eine Denkhaltung, die das Streben nach Wahrheit beinhaltet. Gibt es eine eindeutige medizinische Wahrheit für jeden einzelnen Krankheitsverlauf? Sollen Ärzte die Tugend der *Wahrhaftigkeit* in ihrem moralischen Portfolio tragen?

Der Kranke und der Heilende stehen in einem komplexen, nicht nur funktionalen Verhältnis zueinander, für das die Begriffe Sachkunde, Empathie, Vertrauen und Gespräch elementar sind. Die Basis ist das Gespräch; es trage die »Humanisierung der Beziehung zwischen fundamental Ungleichen«,[3] schreibt Hans-Georg Gadamer. Der Erkrankte als einer, der seine Gesundheit verloren hat, sucht den Arzt auf, um sie wiederzubekommen. Somit wird ein unausgesprochener Vertrag zwischen beiden begründet: Ich, der Leidende, öffne mich dir, Arzt, liefere mich dir aus, stelle dir meinen Leib zur Verfügung, damit du, Heilkundiger, mir die so schmerzlich abhandengekommene Gesundheit zurückgibst. Bedrohlich ist die Botschaft, dass der Tod näher rücken könne durch die

Erkrankung, ein solcher Schatten tritt hinderlich in den Vertrag zwischen Krankem und Heilendem ein; er hätte eigentlich grundsätzlich durch eine Vertragsklausel ausgeschlossen werden sollen.

In der praktischen Arbeit und in wissenschaftlichen Untersuchungen habe ich natürlich schon viele Todesstatistiken studiert, aber in meiner eigenen Situation will ich zunächst – nachdem ich mir mit meiner ärztlichen Neugier die Finger verbrannt habe – nichts mehr davon wissen. Die Angst vor einer verkürzten Lebensspanne schnürt erst einmal die Kehle zu. Aufrichtigkeit und Wahrhaftigkeit gegenüber dem Kranken: prinzipiell ja, aber bitte nicht jetzt! Lieber der Verlockung der Verdrängung erliegen. Es ist ja zunächst relativ einfach, sich als Ausreißer nach oben in der Statistik zu sehen und nicht in der Mitte.

Der Dichter Theodor Storm, ein knorriges Mannsbild, erhielt die Diagnose Magenkrebs. Thomas Mann schrieb einen Essay über ihn, in dessen Schlusspassage man liest: »Er gab den Großartigen und verlangte ›Klarheit‹ von seinem Arzt, unter Männern. Als aber der ihm reinen Wein eingeschenkt hatte, fiel er zusammen und überließ sich tiefster Schwermut …«[4] Erst als Storms Bruder Emil, der selbst Arzt war, eine Scheinvisite durchführte und erklärte, die Magenbeschwerden seien harmloser Art, wurde Theodor Storm von fröhlich neuer Energie gepackt und schrieb seinen *Schimmelreiter* fertig.

Entwicklung eines Schlachtplans

Man bespricht nun mit mir die Therapiestrategie. Ein komplexer Schlachtplan für eine komplizierte Erkrankung mit diversen Varianten von Wenn und Aber. Alternativen beim Nicht-Ansprechen der zunächst ins Auge gefassten Behandlungsschiene und mögliches Fortsetzen einer anderen. Ich fühle mich interessiert, aber letztlich ohne tieferes Verständnis, als ob ich auf *arte* eine Dokumentation über den multidimensionalen Konflikt in Syrien anschaute, in dem höchst unterschiedliche Parteien und Interessenverbände (bei mir die verschiedenen Zellen im Knochenmark) mit- oder gegeneinander agieren und noch keiner weiß, wie es endet. Ich habe eine große Sehnsucht nach Einfachheit – auch wenn sie schmerzhaft und verletzend sein möge –, und bei der Entwicklung des Schlachtplans wird mir ziemlich bange, denn jedes Wenn und Aber enthält eine neue Ungewissheit.

Behandlungsstufe 1: Da bei mir in der Biopsie eine sehr hohe Infiltration des Knochenmarks mit den bösartigen Plasmazellen von etwa achtzig Prozent festgestellt wurde und das Knochenmark in der Produktion lebenswichtiger Zellen (rote und weiße Blutkörperchen, Blutplättchen) in bedrohlicher Weise behindert ist, soll zunächst in mehreren Behandlungszyklen durch eine Kombination von verschiedenen Chemotherapeutika (= zellwachstumshemmende Medikamente) die aggressive Besiedelung durch die schädlichen Zellverbände reduziert werden. Dies nennt man *Induktionstherapie,* da hiermit lediglich die Voraussetzungen für den endgültigen Angriff auf die Tumorzellen geschaffen werden. Um einen größtmöglichen Effekt gegen die malignen Gesellen zu erzielen und um das schon erheblich geschwächte Knochenmark nicht noch weiter zu schädigen (und damit schlimmstenfalls handlungsunfähig zu machen, was einer lebensbedrohlichen Katastrophe gleichkäme), werden Kombinationen verschiedenartiger Zytostatika eingesetzt mit dem Ziel, nachteilige Wirkungen solcher als Tabletten oder Infusion verabreichten Zellgifte zu reduzieren. Man kündigt mir an, dass diese Gratwanderung zwischen Erfolg und Verderben durch wiederholte Knochenmarkpunktionen kontrolliert werden muss.

Ich bin an dieser Stelle des Schlacht- und Strategieplans schon einigermaßen perplex, vor allem kommt nun das »Aber Nummer 1« ins Spiel: Sollten diese (moderat dosierten) Chemotherapeutika nicht ausreichen, um die Tumorzellen ausreichend zu reduzieren, muss auf eine härtere Gangart mit Wechsel auf schärfere Substanzen umgeschaltet werden, hierbei besteht natürlich die erhöhte Gefahr einer Schädigung des gesundes Restes. Sollte der erste Schritt hingegen klappen, dann geht es ja weiter, dann kommen wir zum Höhepunkt der Behandlung.

Behandlungsstufe 2: Sind die unerwünschten Zellen auf ca. dreißig Prozent reduziert, soll ihnen durch einen Generalangriff der Rest gegeben werden. Diese Attacke besteht aus der Verabreichung einer Chemotherapie, deren Dosis so hoch gewählt wird, dass möglichst alle im Körper verbliebenen Tumorzellen zerstört werden *(Hochdosis-Chemotherapie)*. Der Kollateralschaden beim blutbildenden System im Knochenmark ist so groß, dass nach diesem Vernichtungsangriff eine akute Aufbauhilfe durch Blutstammzellen gegeben werden muss, sonst hätte es keine Chance, sich adäquat zu erholen. Blutstammzellen (*hämatopoetische* Stammzellen) sind kleine Wunderwerke der Natur. Sie sind der Ursprung aller Blutzelltypen. Durch Teilungen von Stammzellen bilden sich Tochterzellen, die verschiedene Wege der Differenzierung gehen und damit unterschiedliche spezialisierte Blutzelltypen produzieren. Blutstammzellen sind Kraftwerke im Mark der Knochen: Unter normalen Bedingungen produzieren sie jede Sekunde zum Beispiel ca. zwei Millionen rote Blutzellen (Erythrozyten), die das menschliche Gewebe und die Organe mit Sauerstoff versorgen. Um nach der Hochdosis-Chemotherapie eingesetzt werden zu können, müssen mir, dem späteren Empfänger, etwa ein halbes Jahr zuvor eigene Stammzellen entnommen werden (*autologe* Stammzelltransplantation: Spender und Empfänger sind dieselbe Person). Hierzu müssen die Stammzellen, die ja eigentlich im Knochenmark wohnen, durch besondere Medikamente in die Blutbahn gelockt werden, aus der sie dann in einer Wäsche (ähnlich dem Dialyseverfahren) herausgewaschen und gesammelt werden können. Durch ein spezielles Filterverfahren wird ermöglicht, böse Zellen aus dieser Sammlung herauszuhalten.

Jetzt kündigt sich bereits das »Aber Nummer 2« an: Sollte die »Ernte« an Stammzellen – ein technisch aufwendiges und komplexes Verfahren – bei mir nicht ausreichen, müssen passende Stammzellen eines anderen Spenders gefunden werden (*allogene* Stammzelltransplantation vom Fremdspender). Ich bin »nur« Anästhesist und Intensivmediziner, aber selbst *ich* weiß, dass die Transplantation fremder Stammzellen mit einem ziemlich hohen Risiko an Abstoßung und lebensbedrohlicher Infektion verknüpft ist. Ich bin fasziniert und geschockt zugleich. Die hoch entwickelte Medizin mit einem perfekt ausgeklügelten Plan als Ergebnis jahrzehntelanger Forschung stellt ein Überleben *in Aussicht,* das vor zwanzig Jahren nicht vorstellbar war – faszinierend! Die etwas verschämt und beiläufig eingestreuten Aber machen mir jedoch klar, dass nichts selbstverständlich ist von diesen Verheißungen und dass auch – oder vielleicht *gerade* – unsere Spitzenmedizin keine Erfolgsgarantie geben kann.

Behandlungsstufe 3: Ein durchschlagender Erfolg der Behandlungsstufe 2 wird statistisch betrachtet mit ca. fünfzig Prozent angegeben, als »durchschlagend« wird eine komplette Verdrängung der Tumorzellen angesehen, *die über mehrere Jahre anhalten kann.* Aha! »Über mehrere Jahre« – das hört sich auch nicht nach einem Befreiungsschlag an!

Wenn ich mit gewisser Naivität gedacht hatte, das Böse in meinem Knochenmark wäre nach der Behandlung ausgerottet und ich hätte meine innere Ruhe wieder, wurde ich bitter enttäuscht. »Aber Nummer 3«: Eine Rückkehr der Tumorzellen oder ein Wiedererstarken des Tumors im Lauf der Jahre kommt bei fast allen Patienten vor, mal früher (nach zwei bis drei Jahren), mal später (nach zehn bis zwanzig Jahren). Für diesen Fall – in Abhängigkeit von meinem körperlichen Zustand und der Heftigkeit des Wiederauftretens – gäbe es noch *eine* Behandlungsstrategie. Meine Gesprächspartner bitten um

Verständnis, dass man dies jetzt nicht auch noch ausführlich darstellen möchte (ist ja eh sehr unwahrscheinlich).

Das Gefühl, einer interessanten, aber irgendwie auch abstrakten *arte*-Doku zuzuschauen, ist sehr schnell verflogen. Nach dieser Strategieentwicklung inklusive mehrerer Aber dreht sich alles im Kopf, ich oszilliere zwischen Hoffnung, Ungläubigkeit, Verzweiflung und einer nicht recht begründbaren Euphorie.

»Wird schon wieder«: Aufmunterungen 4.0

Am Ende meines Gesprächs mit dem Chefarzt ist es erst einmal mit meiner Souveränität und Kraft dahin. Ich falle zwar nicht – wie Theodor Storm – in mich zusammen, aber Machtlosigkeit, Schwäche und Angst kriechen in mir hoch, leiblich spürbar durch Schwindel. Eine Wut mischt sich dazu, eine unklare Wut auf das Schicksal. Sigmund Freud schrieb im Leiden seiner Krebserkrankung 1933 an Arnold Zweig: »Alles herum ist trüb und zum Ersticken dumpf. Die Wut speichert sich auf und zehrt am Gehäuse. Wenn man etwas Befreiendes tun könnte.«[5]

Aufrichtigkeit und Wahrhaftigkeit als Tugend des guten Arztes – ja, aber zum richtigen Zeitpunkt und in der richtigen (portionierten) Zuteilung. Die Kontroverse unter Medizinern und Palliativärzten darüber, ob eine barmherzige Lüge oder die Wahrheit dem (unheilbar) Kranken gegenüber moralisch angemessen sei, ist so alt wie die Heilkunde selbst. Während man lange Zeit die Vermeidung der Wahrheit zum Credo erhob, um den am Lebensende angelangten Schwerkranken zu schonen, ist heute die zunehmende Meinung: *Wahrheit am Kranken-bett. Nicht ob, sondern wie.*[6] In den letzten Jahrzehnten wurden – im Rahmen der Beförderung des Patienten zum autonomen Partner des Arztes – das Dogma der uneingeschränkten Aufklärung des Kranken und die volle Wahrheit über die Erkrankung propagiert. Auch ich habe daran geglaubt und dieses Bekenntnis vor mir hergetragen: Ehrlichkeit, Aufklärung, Wahrheit für Patienten und Angehörige bei kritischen Krankheitsverläufen – obzwar mit Behutsamkeit und Einfühlungsvermögen, Fingerspitzengefühl und viel Zeit. Die Aufklärung über meine eigene Erkrankung hat mich erschüttert. Ich bin gespalten und zweifle am »Ehrlichkeitsdogma«, das mir zeit meines Berufes so viel bedeutet hat.

Das Gespräch neigt sich dem Ende zu, es ist alles gesagt, und es bleibt noch so viel unausgesprochen. Man erhebt sich, der Direktor und die Oberärzte schütteln mir die Hand: »Lassen Sie den Kopf nicht hängen, das bekommen wir in den Griff.« Bei der Sekretärin hole ich mir den Termin für die Verabreichung der ersten Chemotherapie und gehe mit dem Hund joggen, vielleicht eine gute Methode, um die Angst erst einmal einzufangen.

Die Dialektik des Perspektivwechsels – vom Arzt zum Patienten

Empathie bedeutet, dass man sich in der
spezifischen Situation des anderen …
erlebt und also auch mitdenkt und mitempfindet,
was jemand tun sollte oder könnte.

Fritz Breithaupt,
Die dunklen Seiten der Empathie

Grübeln auf hohem Niveau

Die Konfrontation mit einer Krebserkrankung wirft unweigerlich die Fragen auf: Warum ausgerechnet ich? Wofür werde ich bestraft? Was habe ich in meinem bisherigen Leben falsch gemacht? Die Feststellung eines bösartigen Wachstums löst im Menschen unmittelbar, fast reflexartig, ein Gefühl von Schuldhaftigkeit aus. Folgerichtig mischt sich zur Schuld eine mythologische Deutung der Sühne: Krebspatienten haben durch eine Tat Schuld auf sich geladen. Auf die Schuld folgt die Sühne, allerdings können viele Menschen das Missverhalten in ihrem Leben als schuldhaften Auslöser für die bösen Zellen nicht so richtig finden. Der Reflex von Schuld und Sühne ist mächtig. Allein die Umkehr des verhängnisvollen Denkmusters »Ein rundum richtig geführtes Leben garantiert ständige Gesundheit« könnte die Absurdität von Schuld und Sühne aufzeigen, doch der akut getroffene Krebskranke kann dies situativ nicht reflektieren. Die jahrzehntelang gepflegte Matrix einer »Krebspersönlichkeit« treibt die Schablone von Schuld und Sühne weiter: »ungesundes« Leben, latente Depression, Freudlosigkeit – ist doch klar, dass eine maligne Erkrankung die Folge sein muss.

Das Psychologisieren über biologische Phänomene scheint geradezu ein Hobby der modernen Menschheit zu sein, wenngleich die Menschen seit jeher bei Naturkatastrophen oder Pandemien moralische Zuschreibungen vorgenommen haben. Die Pest als Strafe Gottes. Oder: Mit der Corona-Pandemie holt sich die Erde den Klimaschutz, den sie so dringend braucht (und den der Mensch offensichtlich nicht selbst umsetzen kann; das waren meine Gedanken im März 2020). Abgesehen von der Konjunktur von Verschwörungstheoretikern bei bedrohlichen, aber nicht recht fassbaren Gefahren. Die amerikanische Essayistin Susan Sontag – sie selbst ist 2004 an Leukämie gestorben – findet in ihrem wunderbaren Buch *Krankheit als Metapher* drastische Worte: »Psychologische Krankheitstheorien sind machtvolle Instrumente, um die Schande auf die Kranken abzuwälzen.«[1]

Nach sechs Jahren Medizinstudium, fünf Jahren Ausbildung zum Facharzt für Anästhesiologie und zwanzig Jahren Oberarzt in der Intensivmedizin ist eine solche durch die Krebserkrankung aufgeladene Schuld nicht vorgesehen. In meinem medizinischen Denken bin ich zwar darauf trainiert, bei biologischen Veränderungen immer nach einem Grund zu suchen. Die Medizin arbeitet nach dem Prinzip der kausalen Aufdeckung von Fehlentwicklungen von Zellen oder Organen, um einen therapeutischen Ansatzpunkt zu finden. Die naturwissenschaftlich orientierte Medizin will erklären, aber dieses Konzept der *causa* meines Unheils scheitert bei mir selbst.

Ich finde auch bei heftigem Nachdenken über mein Leben nichts, was es rechtfertigen würde, mir als Schuld einen Krebs anzuhängen. Bin ich eine typische Krebspersönlichkeit? Chronisches Unglück? Unterdrückte Lebensentwürfe und -träume? Ich *screene* ständig mein bisheriges Leben und kann keine schweren Unglücks- und Versagensphasen finden, sofern man wiederholtes (aber kurz dauerndes) Liebesleid während der Studentenzeit nicht dazuzählt. Natürlich war ich nicht immer ein Engel, aber engelhafte und absolut reine menschliche Wesen sind wohl die sehr seltene Ausnahme. Eine medizinische Karriere scheitert an einer medizinischen Diagnose. Ich habe im Alter von fünfunddreißig Jahren mit dem Rauchen aufgehört, war dreißig Jahre lang regelmäßig joggen und spazieren gehen mit dem Hund, pflegte einen kontrollierten Alkoholgenuss, achtete auf einigermaßen gesunde Ernährung, hatte keinen Bluthochdruck, kein Übergewicht – alles umsonst. Eine Chemotherapie als das Ende vom Lied.

Ich fühle mich ungerecht behandelt. Ein ungesundes Leben mit allen Verlockungen und Verführungen wäre wohl lohnender gewesen!? Ich spüre weder enorme Verzweiflung noch existenzielle Todesangst, vielmehr eine *Warum-ich?*-Ratlosigkeit gepaart mit leiser freudscher Wut. Ich werde durch den Krebs bestraft, aber wofür? Hat ein höheres Strafgericht ein Urteil über mich gefällt?

Warum (und wann) hat sich eine einzige Zelle (ein Krebs-Klon) von den etlichen Milliarden, die den Menschen bilden, falsch geteilt, sodass neue falsche Zellen entstanden sind, die wiederum Millionen Nachkommen gebildet und das Knochenmark besiedelt haben? Diese aggressiven Eindringlinge machen sich breit und zerstören das gesunde Gewebe. In schlaflosen Nächten horche ich angestrengt in mich hinein, ob ich nicht doch ein mikrofeines Werkeln der emsigen Tumorzellen hören kann, die überall in meinen Knochen herumnagen.

In der Öffentlichkeit wird gern eine militaristische Sprache im Zusammenhang mit Krebs verwendet. Die Zeitschrift *Gala* titelte am 24. Juli 2019 zum Tod von Danika McGuigan: »Die Schauspielerin hat den Kampf gegen den Krebs verloren«. McGuigan wurde nur dreiunddreißig Jahre alt. Heidi Klums Topmodel Tina Gaedt hingegen hatte nach acht Chemotherapien und einundzwanzig Bestrahlungen den Krebs besiegt, sodass sie in der *Bild*-Zeitung am 25. November 2011 frohlocken konnte: »Seht her, ich habe meine Haare wieder!« »Das junge Mädchen«, schrieb die *Bild,* »das todkrank war, hält den Sieg über ihr Schicksal wie eine Trophäe in der Hand: eine schwarze Perücke … in den Müll damit!« »Kreuzzug«, »Kampf«, »Sieg«, »Krieg«, »Trophäe«, »Niederlage« sind gebräuchliche Ausdrücke im Zusammenhang mit dem Verlauf bösartiger Erkrankungen – nicht nur im Tagesjournalismus und in den Glamour-Gazetten, sondern auch im gesprochenen Alltag. Bezeichnenderweise entstammt das erste wirksame Chemotherapeutikum dem Arsenal von Kampfstoffen aus dem Ersten Weltkrieg: Senfgas (oder »Lost« genannt) bildete die Grundlage für das Zytostatikum *Cyclo-*

phosphamid, und folglich wurde das militärische Denken von den Krebsärzten konsequent weiterentwickelt. Der amerikanische Onkologe Siddharta Mukherjee beschreibt in *Der König aller Krankheiten,* seiner Monografie über den Krebs, die Verlockungen der gewaltigen und hocheffizienten zytotoxischen Substanzen. Zytostatika sind Zellgifte, die den Krebs auslöschen oder in seinem Wachstum hemmen. Sie greifen an der hohen Zellteilungsrate und genetischen Instabilität von Tumorzellen an, allerdings mit schwerem Kollateralschaden im gesunden Gewebe. Das Gesunde wird mit diesem *Generalangriff* fast mit zerstört, sodass der Todkranke aus diesem Krieg, sofern seine Truppen siegen, quasi als *Englischer Patient* – fast zerstört, aber geläutert – lebend hervorgeht. Der Preis ist allerdings hoch. »Die verlockende Idee, ein ganzes Arsenal zytotoxischer Substanzen aufzufahren und den Körper bis an den Rand des Todes zu bringen, um ihn von seiner malignen Fracht zu befreien, war noch immer unwiderstehlich. Deshalb stürmte die Krebsmedizin weiter voran, auch wenn dies Verzicht auf Gesundheit, Sicherheit, Würde bedeutete.«[2]

Die hohe Kunst des Wartens

Kranksein heißt Warten für Fortgeschrittene. In unserer modernen Gesellschaft ist der Mensch nur unzureichend in die hohe Kunst des Wartens eingeübt. Man wartet gelegentlich in einer (meist überschaubaren) Schlange beim Bäcker, beim Ticketkauf, an der Supermarktkasse. In der Corona-Krise hat sich allerdings die Notwendigkeit des

Wartens unter Einhaltung eines gehörigen Abstands wieder eingeschlichen.

Kranke haben oft schon eine Lektion des Wartens hinter sich und dürfen als geübte Warter gelten. Das Prinzip des Wartens kann sich ausdrücken in der Hoffnung auf eine Glück bringende Botschaft, in der Bangigkeit vor der Ablehnung einer Bewerbung oder in der Erwartung einer (bereits geahnten) niederschmetternden Diagnose. Warten kann auch etwas mit Macht zu tun haben – der Wartende gibt seine Freiheit des Handelns als Bestandteil seiner Autonomie, zumindest für eine gewisse Zeit, an denjenigen ab, der warten lässt, sei es die Dame am Schalter, die medizinisch-technische Assistentin (in grauer Vorzeit mal als »Sprechstundenhilfe« bezeichnet), den Arzt. Der auf sich warten lässt gewinnt Macht über den, der seine Aktivität auf eine gewisse Reglosigkeit reduziert hat mit dem Ziel, eine Information, eine Dienstleistung, einen Rat zu erhalten.[3] Die Tugenden der Gelassenheit und Geduld sind wesentliche Elemente der Kunst des Wartens. Warten könnte auch einen Freiraum schaffen für kreative Gedanken, Nachdenken über sich selbst oder für Entschleunigung. Ich fürchte allerdings, diese Qualität des Wartens besitzen nur (noch) wenige, und unter dem Vorzeichen einer Krankheit zu warten engt die Gedankenwelt gehörig ein.

Die klassische Wartesituation ist diejenige beim Hausarzt. Dicht gedrängte und manchmal unbequeme Stühle in Kombination mit Zeitschriften von begrenztem Informationsgehalt *(Meine Familie & ich)* lassen längeres Warten zu einer echten Probe werden. Lediglich bei Urologen ist gelegentlich ein Exemplar des *Playboy* zu finden (dessen Hardcover-Ausgabe jedoch auch gerade eingestellt wurde). Die wartenden Herren werfen verstohlen-begehrliche Blicke darauf. Es fehlt aber dann doch der Mut (oder die libidinöse Kraft), das mit einem verführerischen Playmate geschmückte Blatt in die Hand zu nehmen. Im Zeitalter der Smartphones wird das ausgelegte Lese- und Blättermaterial jedoch mehr und mehr bedeutungslos, es beeinflusst vielmehr die Qualität des WLANs im Wartezimmer die Bewertung eines Hausarztes in den gängigen Internet-Portalen. Das Rascheln beim Umschlagen der *Gala* verstummt mit zunehmender Digitalisierung, das elektronische Umblättern ist geräuschlos. Der Blick der wartenden Kranken ist auf das magische Kästchen gerichtet, das mit beiden Händen unter Bewahrung der Daumenfreiheit gehalten und immer wieder angehustet wird. Es bietet sich ein seltsam anmutendes Bild einer Gruppe vor sich hin starrender Wartender, vereint durch eine ähnliche Haltung (nach vorn gebeugt, Ellbogen auf den Knien, Handy vor der Nase), als ob eine schweigende, spirituelle Gemeinschaft sich in tiefer Meditation befindet. Neuankömmlinge, die einen verhaltenen Gruß in die Runde murmeln und nach einem freien Stuhl Ausschau halten, werden höflich missachtet.

Im ersten Jahr im Reich der Kranken erwerbe ich das Zertifikat *Warten für Fortgeschrittene* mit Auszeichnung. Warten in der onkologischen Tagesklinik, vor der Blutabnahme, vor dem Besprechungszimmer des Arztes, vor dem EKG, der Lungenfunktionsprüfung, der Röntgen- oder der Ultraschall-Abteilung. Ich bin neidisch auf die zahlreichen Menschen in Krankenhaus-Funktionskleidung mit einem Status von Bedeutung, die geschäftig und *sinnvoll* hin und her eilen, während ich nichts anderes leisten darf als warten.

In Krankenhäusern ist es in Mode gekommen, in den Wartebereichen gigantisch große Bildschirme an die Wand zu hängen. Diese sind erhöht angebracht, sodass man – sofern das Programm überhaupt zum Zuschauen einlädt – die Wartezeit mit ständig leicht zurückgelegtem Kopf verbringt, was je nach deren Dauer in einer spürbaren Verspannung des Nackens enden kann. Das Interesse der kranken Wartenden an den meistens voreingestellten Programmen des Nachrichten-Dauerberieselung-in-Kombination-mit-Werbung-Business ist ohnehin gering. Während perfekt gestylte Damen auf dem Bildschirm die neuesten Corona-Daten durchgeben, wenden sich die einer Behandlung Entgegensehenden lieber ihren Smartphones zu. Die smarten Stimmen der aufgeputzten Fernsehsprecherinnen verhallen somit zumeist ungehört.

Für mich sehr hilfreich ist mein persönlicher Wartefreund und tröstlicher Genosse, ein hochpreisiger Noise-Cancelling-Kopfhörer, von meiner Frau zum Geburtstag geschenkt. Wunderbar ist es, weitgehend vom Getriebe entkoppelt, einer Händel-Oper zu lauschen, zum Beispiel *Giulio Cesare in Egitto*. Einziger Nachteil: Man überhört möglicherweise den Aufruf zur Behandlung, sodass die etwas gestresste Schwester mich persönlich anstupsen muss (ein unsanftes Aufschrecken aus der melancholischen und doch zupackenden Arie *Non disperar* (»Verzweifle nicht«) der Kleopatra.

Empathie: Was ist das richtige Maß?

Susan Sontag hat darauf hingewiesen, dass wir beim Reden über Krankheiten gern dem metaphorischen Denken verhaftet sind. Der Mythos des Krebses (und des Krebskranken) lag und liegt – trotz postmoderner Aufklärung und molekularbiologischer Erkenntnisse – in der latenten Unterstellung, dass der Befall durch Krebs etwas über den Befallenen aussagt. Krebskranke sind entweder depressiv oder gehemmt, oder sie haben ein unglückliches Schicksal hinter sich, das sich letztlich in entarteten Körperzellen manifestiert. Der Freud-Schüler Wilhelm Reich sah den Krebs als Erkrankung infolge emotionaler Resignation, als bioenergetisches Schrumpfen an. Wenn man seine eigene Krebsdiagnose nicht verheimlicht und sie offen bei Freunden, Nachbarn, Arbeitskollegen anspricht, kann man gelegentlich beim Gesprächspartner ein mehr oder weniger unmerkliches Mitleid kaum übersehen. Der plötzlich veränderte Gesichtsausdruck, Bestürzung signalisierend. Ein anderer Ton, ein plötzlicher Wechsel des Gesprächsthemas zeigt an, dass sich bei dem einen oder anderen der Blickwinkel auf den Erkrankten wandelt: Der Arme, hat wohl irgendetwas im Leben falsch gemacht, bedauernswert …

Bei mir beginnt die erste Serie ambulanter Chemotherapie und Blutwertkontrollen. Ich sitze im Warteraum der Tagesklinik. Während über den Bildschirm die Terroranschläge von Frankreich in einer Endlosschleife von sich perpetuierender Grausamkeit dargeboten werden, wenden wir Wartenden überwiegend den Blick zu Boden oder auf unser Handy. Einige wenige lesen tatsächlich ein richtiges Buch. Eine Schwester ruft mich auf, sie setzt meinen Professorentitel voran. Die Köpfe einiger Leidensgenossen heben sich kurz, um einen leibhaftigen Professor – hier erstaunlicherweise als Patient – wie eine seltene Spezies zu betrachten.

Schwester Maria ist klein und etwas gedrungen, Mitte dreißig, schwarze Haare, hochgesteckt. Der Blick ist streng, und beim knappen Gruß scheint allenfalls die Andeutung eines Lächelns in Ihrem Gesicht auf. Sie führt mich wortlos zum Behandlungssessel. Die Kommunikation beschränkt sich auf notwendige Abfragen zu Gewicht oder Beschwerden, schweigend erfolgt die Blutdruckmessung, für das Anbringen und Aufpumpen der Manschette hat sich mir der assoziative Begriff *rustikal* eingeprägt. Ich bin von Marias Auftreten ein wenig eingeschüchtert. Sie notiert meine Werte, greift sich eine Venenkanüle, beklopft ohne Ankündigung das von ihr avisierte Blutgefäß und sticht zu. Ich zucke ob des wortlosen und überraschenden Überfalls kurz zusammen und kneife die Augen zu. Der vorsichtig blinzelnde Blick auf meinen Handrücken zeigt: Die Kanüle ist exzellent platziert, Maria ist bereits dabei, das Blut für die sieben Laborröhrchen aus mir herauszulassen. Sie geht mit den Röhrchen – und kommt nicht wieder, offensichtlich ist sie zur Pause gegangen oder hatte sich anderen Aufgaben zu widmen. Ich habe sie während meiner weiteren Behandlung nur noch von ferne gesehen – emotionslos, unbewegtes Gesicht.

Ein anderer Untersuchungstag, eine andere Maria. Diese Maria ist groß und schlank, sie trägt kurze, weißblond gefärbte Haare und voluminöse Ohrringe. Sie hat einen Smiley an ihren weißen Arbeitskasack geclippt und kommt mit strahlendem Lächeln auf mich zu. Handschlag, empathische Begrüßung, auf dem Weg zum Behandlungsstuhl eifrige Kommunikation. Nach fürsorglicher Nachfrage, wie es mir gehe, kommt es zum obligatorischen Venenstich. Dieser trifft die Vene, allerdings fährt die Nadel wohl durch das Gefäß durch und verletzt es, es wird sofort dick. Unter verlegenem Lächeln sucht Maria II eine neue Punktionsstelle. Schmerzhafter Einstich, gleiches Ergebnis. Ich mache gute Miene zum Spiel, ertappe mich aber dabei, Maria I herbeizusehnen. Beim dritten Anlauf klappt es dann, diesen Tag beende ich mit drei auffälligen Verbänden zur Kompression der Einstichstellen.

Empathie – welch ein Wort. Empathie kann man definieren als die Fähigkeit, eines anderen Menschen Gefühle und Einstellungen zu verstehen und dieses Verständnis in Handlung umzusetzen. Empathie wird als wesentliche und wichtige Haltung angesehen, gefordert von allen, die mit kranken und Heilung suchenden Menschen beschäftigt sind. Der Journalist und Autor Werner Bartens postuliert in seinem Buch *Empathie,* dass sie als Empfindung des Mitgefühls sogar eine automatische Reaktion, eine Art Reflex sei, der zwar bei vielen Menschen verschüttet oder von negativen Gefühlen überlagert wäre, dem sich aber eigentlich kein Mensch – es sei denn, er ist schwer gestört – entziehen könne. Bartens möchte aufzeigen, wie bedeutsam und förderungswürdig Empathie und Mitgefühl für den Zusammenhalt in der Gesellschaft sind. Er ist überzeugt, dass empathische Menschen auch für sich selbst profitieren: »Mitgefühl stärkt Körper wie Seele, macht psychisch robuster, physisch stärker und stimuliert nebenbei das Immunsystem.«[4]

Ich bin durch das Erlebnis mit meinen beiden Marias sehr nachdenklich geworden. Das deutsche Wort »Einfühlung« stand zu Beginn des 19. Jahrhunderts Pate für den Begriff Empathie. Der deutsche Philosoph und Psychologe Theodor Lipps (er gründete 1913 das Psychologische Institut an der Universität München) formulierte: »Einfühlung ist ein inneres Mitmachen, eine imaginierte Nachahmung des Erlebens des anderen, Einfühlung schafft die Basis für Mitmenschlichkeit.«[5]

Prinzipiell wird man diesen Worten nicht widersprechen.

Im Alltagsverständnis wird Einfühlungsvermögen als eine Grundlage moralischen Handelns angesehen: als besondere Fähigkeit des *homo empathicus* zu moralisch richtigem Verhalten. In einer Rede im Jahr 2006 betonte der damalige Senator Barack Obama: »Wir haben ein Defizit an Einfühlungsvermögen. Es ist an der Zeit, dass Empathie unsere Politik durchdringt …«[6]

Verschiedene wissenschaftliche Disziplinen haben sich seither an der Ergründung der Empathie versucht: Psychologen, Neurobiologen, Soziologen, Verhaltenswissenschaftler. Sie rätseln bis heute, ob Empathie ein biologisch fundierter Reflex ist, der das Überleben der Menschheit sichert, oder ob sie erlernt oder anerzogen werden muss. Ist Empathie eine angeborene Qualität oder vielmehr eine Praxis, die wir uns aneignen (oder durch eine gute Kinderstube angeeignet bekommen)? Kann man Empathie überhaupt messen? Für die Wissenschaft wurde ein Empathie-Fragebogen *(empathetic care scale*[7]*)* entwickelt, der bei Mitarbeitern im Gesundheitswesen getestet und validiert wurde. Als empathische Qualitäten wurden definiert: die Gefühle des Patienten verstehen, eine persönliche Beziehung zum Patienten aufbauen, die Perspektive des Patienten aufnehmen, sich über den vertraglich festgelegten Arbeitsaufwand hinaus engagieren. Als anti-empathische Items galten: das Hauptaugenmerk (ausschließlich) auf neue Arbeitstechniken legen, die persönliche Effizienz maximieren, sich überwiegend nach administrativen Vorgaben richten. Die Probanden wurden mit zehn Aussagen konfrontiert, deren jeweilige Gültigkeit sie für sich abgestuft beantworten mussten (trifft immer zu … trifft nie zu). Aussagen wie »Ich kümmere mich häufig viel mehr um meine Klienten/Patienten, als mein Chef es will« standen zur Einschätzung, oder: »Anderen etwas Gutes zu tun ist die Motivation für meine Arbeit«. Mit diesem Test konnten in einer großen Stichprobe von Pflegenden und anderen Mitarbeitern im Gesundheitswesen verschiedene Typen und Stadien empathischer Grundhaltung erfasst werden.

Frauen sind empathischer als Männer – ein kulturelles Stereotyp oder eine biologische Tatsache? Frauen gelten als bessere »Kümmerer« und gefühlsstärkere Wesen, während Männer typischerweise als gefühlsärmer und rationaler porträtiert werden.[8] Es wird postuliert, dass die Weiblichkeit von ihrer biologischen Ausstattung als potenzielle Mutter mehr empathisches Potenzial besitze, da Mutterliebe und Frustrationstoleranz unabdingbar für die gelungene Aufzucht des Nachwuchses sind. Hier streiten allerdings noch Anthropologen, Neurobiologen und Psychologen darum: Die eine Gruppe sieht es als

Fakt an, dass das weibliche Geschlecht von Natur aus mit mehr Empathiekapazität ausgestattet ist, während andere Wissenschaftler meinen, dass allein die Konstruktion solcher Tests schon einem Stereotyp folgt und daher die genderspezifischen Ergebnisse zu erwarten und vorbestimmt seien.

Wie dem auch sei. Ich freue mich, dass der überwiegende Teil der Pflegenden, die mich versorgen, weiblichen Geschlechts ist, sodass ich – wissenschaftlich-statistisch gesehen – in den Genuss von mehr Empathie komme. Medizinische Fakultäten werden inzwischen von einem überwiegenden Anteil studierender Frauen geflutet – etwa siebzig Prozent. Dem Zulassungsverfahren mit scharfem *Numerus clausus* sei Dank: Die Medizin wird weiblich! Heranwachsende Herren halten den Druck eines Einser-Abiturs offensichtlich weniger aus als junge Damen. Die Folgen der Feminisierung der Medizin in einem immer dichteren und arbeitsintensiveren Gesundheitsbetrieb sind nicht absehbar – vor allem die Vereinbarkeit mit Schwangerschaft, Kindererziehung und Familie. Aber: Vielleicht wird die Medizin empathischer und stirbt die Spezies des distanzierten Arztes alter Schule aus, der das Leiden des Patienten nicht an sich heranlässt.

Der französische Schriftsteller Georges Simenon (bekannt durch seinen Kommissar Maigret) beschreibt in seinem Roman *Die Glocken von Bicêtre* wunderbar einen klassischen Chefarzt alter Provenienz. Der Patient ist ein erfolgreicher Zeitungsverleger, der einen schweren Schlaganfall im Zentrum des Gehirns erleidet, sodass er völlig bewegungslos ist und sich nicht äußern kann. Er ist aber gänzlich aufnahmefähig für die Umgebung bei ungestörtem Denken (sogenanntes Locked-in-Syndrom). Eine schreckliche Daseinsform, über die der Patient als Ich-Erzähler berichtet. Er liegt im Krankenhaus, die Ehefrau (mit der er innerlich schon lange abgeschlossen hat) und seine Freunde der High Society kommen vorbei und reden auf ihn ein, während er – in sich abgeschlossen – sein Leben Revue passieren lässt. Schließlich ist Chefarztvisite. Der Klinikdirektor untersucht ihn völlig distanziert und spricht nur mit der Schwester. Der Kranke, Renè Maugras, konstatiert für sich: »Mit der Krankheit steht er auf vertrautem Fuß. Dem Kranken gegenüber fühlt er sich jedoch unbehaglich, er entzieht sich.« Maugras entwickelt eine Fantasie und amüsiert sich darüber: »Für bestimmte Mediziner wäre der Traum wohl die Krankheit ohne Kranken.«[9]

In den vielen Tagen, die ich in der onkologischen Klinik verbringe, voll von Beobachtungen und Gedanken, lässt mich das Thema Einfühlungsvermögen und Empathie nicht los. Wie steht es um die Empathie des Arztes/ der Pflegenden? Betrachten wir mein Erlebnis mit Maria I und Maria II: Welche Maria ist die »Bessere«? Maria I – verhaltene Emotion, versteckte Empathie, sehr effektiv im Vollzug ihrer Tätigkeit. Maria II – warmherzig, voll von Mitteilungsbedürfnis und Mitfühlen – weniger präzise (und möglicherweise weniger konzentriert!?) in ihrem fachlichen Handeln. Manchmal freue ich mich, wenn mich eine Pflegekraft oder eine Ärztin wohltuend und authentisch nach meinem Befinden, meinen Gedanken, meiner Lektüre fragt; die Welt schaut gleich viel freundlicher aus. Manchmal allerdings möchte ich einfach nur meine Ruhe haben, mich innerlich verkriechen und niemandem Zugang zu meinem Inneren (und schon gar nicht zu meinem *Innersten*) gewähren. Es ist wechselnd, und möglicherweise ist das Gespür für die richtige Dosis Empathie, die der Kranke *gerade jetzt* braucht, noch wichtiger als der empathische Inhalt selbst.

Die Neurobiologie hat in den letzten Jahrzehnten mit *Brain mapping* Techniken entwickelt, um tief in das Gehirn eines denkenden und empfindenden Menschen hineinzuschauen. Solche Landkarten des Denkens und Empfindens des Gehirns liefern interessante Aussagen zur Empathie.

Der Neurowissenschaftler Jean Decety hat für die Empathie-Forschung die funktionelle Bildgebung mittels Positronen-Emissions-Computertomografie (PET-CT) eingesetzt. Dieses Verfahren kann während verschiedener Leistungen des Gehirns (zum Beispiel Betrachten von Bildern, Hören von Musik, Meditieren) die Aktivität (Steigerung der Durchblutung) bestimmter Hirnareale sichtbar machen. Menschliches Denken und menschliche Regungen, Wut, Aggression, Liebe oder eben auch Empathie können gezielt Hirnregionen zugeordnet werden. Jean Decety führte eine Untersuchung durch, während derer sich Versuchspersonen einen Videoclip anschauen mussten, in dem jemand beim schwungvollen Einschlagen eines Nagels mit dem Hammer versehentlich einen seiner Finger trifft.[10] Dieser Anblick aktivierte im Gehirn der Probanden nahezu die gleichen neuronalen Kreisläufe und löste damit ein ähnliches Schmerzempfinden aus wie bei demjenigen, der sich tatsächlich kräftig auf den Finger geschlagen hatte. Für Decety ist eine solche Empathie ein evolutionär sinnvoller Reflex, um das Überleben des Homo sapiens zu sichern.

Aber können und sollen Menschen, die in medizinischen Berufen tätig sind, eine solche Empathie ihr Berufsleben lang pflegen … und durchhalten?

In der Medizin wird vom guten Arzt oder von der guten Pflegekraft ein hohes Maß an Empathie gefordert, zusammen mit Fürsorge (care) und Mitleid (compassion), um den moralischen Anforderungen des Heilberufes gerecht zu werden. Der empathische Doktor, die empathische Pflegekraft »sollte zum Perspektivenwechsel bereit und fähig sein, er oder sie muss sich die Patientenbrille aufsetzen und die Sichtweise des Patienten am eigenen Leib erspüren«[11] – so steht es im Deutschen Ärzteblatt wie eine Rezeptur. Einfühlungsvermögen soll bereits im Medizinstudium als Vorbereitung auf die späteren Herausforderungen trainiert werden. »Walking a mile in their patients' shoes«[12] lautet eine Lerneinheit, um jungen angehenden Ärzten die fragile Balance zwischen heilender Einfühlung und Vermeidung eines selbst schädigenden Hineintauchens in den leidenden anderen zu vermitteln.

Bisherige Erfahrungen zeigen, dass das Ideal einer solcherart professionell ausgewogenen Empathie nicht in einem Seminar oder Kurs vermittelbar ist. In mehreren großen Studien wurde gezeigt, dass sich eine empathische Grundhaltung bereits während des Medizinstudiums verändert: Eine durch Psychologen durchgeführte Befragung von über zehntausend Medizinstudierenden ergab, dass zwischen den Ausbildungsjahren eins bis zwei (Präklinik) und den Jahren klinischen Trainings (Jahre vier bis fünf) eine generelle Abnahme der Empathie-Scores zu verzeichnen war. Angehende Ärzte büßen bereits während ihres Studiums einen Anteil der Fähigkeit zum Mitgefühl ein![13] Soweit ich mich selbst konkret an diese Phase meines Studiums erinnere, scheint es mir auch so, dass die ursprüngliche Aufregung und Freude über den Studienplatz (verbunden mit einem hohen Credo des Helfens) im Verlauf des extrem durchgeschulten und vollgeladenen Studiums zunehmend durch kalkulierte Routine (wie komme ich am besten und erfolgreich durch diesen Wahnsinn hindurch) abgelöst wurde.

Die Arbeitsgruppe von Jean Decety hat noch eine weitere und für diese Fragestellung wichtige Untersuchung durchgeführt: Einer Gruppe von vierzehn Personen, die medizinisch nicht vorgebildet oder vorerfahren waren, wurden im PET-CT kurze Videoclips gezeigt, in denen die Praxis der Akupunktur vorgeführt wurde. In klassischer Akupunkturmethode wurden Menschen Nadeln an bestimmten Punkten (Mund, Hand, Fuß) in die Schleimhaut oder Haut gestochen. Dieselben Videoclips betrachteten auch Ärzte mit Berufserfahrung. Die Teilnehmer beider Gruppen hatten das gleiche Durchschnittsalter von fünfunddreißig Jahren. Während bei den Nicht-Medizinern eine deutliche Aktivierung in einigen Hirnabschnitten *(somatosensorischer Kortex, anteriore insula, peri-aquäduktales Grau, anteriorer cingulärer Kortex)* als den typischen Empathieregionen (Mitgefühl des antizipierten Schmerzes) zu sehen war, blieb diese Reaktion bei den Ärzten aus. Bei diesen wurden stattdessen andere Regionen im Kortex aktiviert, die mehr ein intellektuelles Interesse an der Technik widerspiegeln.[14]

Jean Decety interpretierte die fehlenden Regungen der

Ärzte keineswegs als mangelndes Mitgefühl, sondern als Schutzmechanismus vor übermäßiger eigener Belastung und psychischer Erschöpfung. Aus diesen Untersuchungen ist zu schließen, dass es bei Ärzten und Pflegenden, die täglich mit Schmerz und Leid konfrontiert werden, zu einer Drosselung der Empathie kommt oder gar – im Sinne einer Selbstschutzfunktion – kommen muss. Offensichtlich ist die biologisch angelegte Fähigkeit zur Empathie nicht unbegrenzt einsetzbar bei professionellem Umgang mit Krankheit und Elend. Daher kann wohl eine Forderung nach maximalem Einsatz von Mitgefühl in der Medizin nicht aufrechterhalten werden.

In besonderer Weise sind Schmerztherapeuten diesem Dilemma ausgesetzt.[15] Patienten mit chronischen Schmerzen sind oft durch ihr langjährig bestehendes Leidenssyndrom gezeichnet. Sie stellen sich dem Schmerzmediziner nicht selten mit einer Fülle somatischer und psychischer Probleme vor, die gelegentlich in einer Verzweiflung am Leben münden. Der *gute* Schmerztherapeut geht empathisch darauf ein, allerdings muss er achtgeben, um sich nicht vollends vom chronisch Leidenden »aufsaugen« zu lassen. Der Arzt soll sich einfühlen und gleichzeitig – auch zu seinem langfristigen Selbstschutz – distanzieren. Diese Balance ist dem Menschen biologisch nicht mitgegeben worden. Mitfühlen und gleichzeitig Kontrolle behalten – es ist nicht überraschend, dass Empathie-Seminare und Coachings auch und gerade im Sektor des Gesundheitswesens Konjunktur haben.

Der Pflegeberuf – eine erfüllende Arbeit an und mit Menschen. Empathische und verantwortungsvolle Pflege bringt dankbare und zufriedene Patienten hervor. Dieses schöne Bild wird getrübt durch die Tatsache, dass bis zu dreißig Prozent der Pflegenden in den westlichen Ländern unter einem Burn-out-Syndrom leiden.[16] Nach medizinisch-psychologischer Definition stellt Burn-out einen Risikozustand infolge chronischer Überlastung oder Unzufriedenheit am Arbeitsplatz dar, gekennzeichnet durch anhaltende Erschöpfung, Zynismus (»Ich spritz mal die Oma in der 5, die hat sich immer so.«) und Leistungsminderung. Ohne Korrektur kann dieser Zustand in chronische Folgekrankheiten (Depression, Angsterkrankung, Medikamentenabhängigkeit, Bluthochdruck, Tinnitus) übergehen. Stressoren und Ursachen für das Burn-out-Syndrom in Gesundheitsberufen sind eindeutig: ständiger Zeitdruck und permanente Überforderung bei vielen Patienten und wenig Personal. Dazu Schichtdienst und Wochenendarbeit mit fehlendem Ausgleich im Privatleben. Gibt es auch einen Zusammenhang mit Empathie? Ja! Falsch praktizierte Empathie kann zu Burn-out führen (umgedreht mündet Burn-out nicht in Empathie, sondern eher in Zynismus und Distanzierung).

Zwischen 1995 und 2001 brachte ein junger Pfleger in Alters- und Pflegeheimen in der Schweiz zweiundzwanzig Menschen um. Nach seiner Verhaftung gestand der junge Mann, dass er über Jahre hinweg immer wieder betagte oder demente Menschen in verschiedenen Heimen vergiftet und erstickt hat. Als Motiv gab der Pfleger an, dass er aus *Mitleid* gehandelt habe.[17] Weiter sagte er aus, er und seine Kolleginnen und Kollegen seien mit Arbeit überlastet gewesen. Auch habe er oft *ungute* Gefühle den Heimbewohnern gegenüber empfunden.

Hat Empathie auch eine Schattenseite? Fritz Breit-haupt, Germanist und Kognitionswissenschaftler mit einer Professur in den USA, geht in seinem Buch *Die dunklen Seiten der Empathie*[18] diesen Schattenseiten des Mitfühlens auf den Grund. Er begründet seine These, dass »Empathie in einer Reihe von hochproblematischen menschlichen Verhaltensformen eine zentrale Rolle spielt«, mit der Tatsache, dass Empathie – obwohl sie zu moralisch richtigem Verhalten führt (besser: führen kann) – auch falsches oder pathologisch umgekehrtes Mitleid zu erzeugen imstande ist. So können Sadismus, fortdauernde Unterdrückung anderer oder Schikanie-rungen der Niederschlag von falscher Empathie sein. Sa-disten müssen nicht notwendig einen Mangel an Empa-thie haben, sondern möglicherweise eine übersteigerte Mitempfindung für Schmerzen bei anderen, die durch quälende Verletzungen erzeugt sind.

Fritz Breithaupt betont überzeugend, dass die Gefahr einer ungesteuerten Empathie in einer Auflösung der Ab-grenzung zwischen »ich« und »dem anderen« liegt. Für die Stabilität *meiner* Persönlichkeit ist die Abgrenzung zum *anderen* lebenswichtig. Einfühlen in den *anderen* kann daher nur dosiert und begrenzt sein, um die eigene Identität nicht zu verlieren. Durch Mitgefühl, Mitleiden oder gar Hineinschlüpfen in den anderen, um dessen Er-lebnisse zu teilen, begeben wir uns in die Gefahr der Selbstaufgabe. Dieser Aspekt scheint mir für die Praxis einer richtigen Empathie in den Gesundheitsberufen von besonderer Bedeutung zu sein.

Die Forderung nach der *sprechenden* und *einfühlenden* Medizin war in den letzten Jahren nicht zu überhören.

Patienten sind unzufrieden, sie fühlen sich im medizinischen Massenbetrieb nicht ausreichend gehört und in ihrer individuellen Krankengeschichte nicht gebührend wahrgenommen. Die einzigartige leibliche Identität, die Störung der Lebensbalance durch ein Leiden, die Wiedergewinnung des Gleichgewichts, »das der Mensch für sich selbst und für sein Haus und für sein Zu-Hause-Sein braucht«,[19] sind grundlegende Bedürfnisse des Kranken – die einfühlende und gleichzeitig fachlich-erfahrene Erkundung solcher Signale ist wohl eine der wesentlichen Herausforderungen des Arztberufes.

In diesem Zusammenhang, und vor allem im Rahmen der Ausbildung junger Ärzte und Pflegender, scheint es mir wichtig zu sein, eine schärfere Begrifflichkeit und bessere Abgrenzung von vier Wortbedeutungen hinzubekommen, die unzulässigerweise immer in einen Topf geworfen werden.

Hilfreich ist es, die Begriffe *Empathie*, *Sympathie*, Mitleid und *Altruismus* tiefer zu beleuchten und – für die Überlegungen einer richtigen Empathie – differenziert zu betrachten:[20]

- Empathie *(empathy)* ist das »Eintauchen« in die Gefühle eines anderen mit darauf aufbauender Handlung. → Mein Schulfreund hat Liebeskummer, er weint und hält es in der gemeinsamen Wohnung mit seiner Lebensgefährtin nicht mehr aus. → Ich biete ihm Gespräch und Übernachtung bei mir an.
- Sympathie *(sympathy)* ist ein Mitfühlen ohne konkretes »Eintauchen«, ohne resultierende Handlung. → Orlando Bloom ist für mich in *Herr der Ringe* eine

interessante Figur, die positive Gefühle und zustimmend-assoziierte Charaktereigenschaften hervorruft.

- Mitleid *(compassion)* ist die Anteilnahme am Unglück oder einem Widerfahrnis (zum Beispiel schwere Erkrankung) eines anderen mit dem Impuls zum Helfen, oft auch ohne genaue Kenntnis der Ursachen des Unglücks.

  → Die Verwüstung Tahitis durch den Zyklon Oli mit entsprechenden Bildern in den *tagesthemen* veranlasste mich, zweihundert Euro an die Welthungerhilfe zu überweisen.

- Altruismus *(altruism)* stellt ein selbstloses Handeln dar, bei dem ich – um jemand anderem zu helfen – sogar persönliche Schäden oder Nachteile in Kauf nehme.

  → Obwohl ich sehr knapp bei Kasse bin und in der Folge auf einen neuen Fernseher verzichten muss, überweise ich meinem Cousin fünfhundert Euro, damit er – auch in klammen Verhältnissen – seine letzte Rate für sein Auto bezahlen kann (bevor es ihm wieder weggenommen wird!).

Eine Präzisierung der im Alltag oft unscharf und leichthin benutzten Begriffe ist notwendig. Der unbestimmte Umgang mit solcherart bedeutungsgeladenen Ausdrücken – besonders im Bereich von Pflege und ärztlichem Handeln – birgt gewisse Gefahren von Missverständnissen und Fehlinterpretationen in sich. So wurde öfter im Rahmen der Debatte über eine moralische Pflicht zur Organspende behauptet, die Bereitschaft, seine Organe nach dem Hirntod zur Lebensrettung anderer zur Verfügung zu stellen, sei ein Akt *altruistischer* Nächstenliebe. Diese Aussage ist mindestens unpräzise, wenn nicht gar irreführend. Sie unterstellt ja, dass der Organspender sich im Falle einer postmortalen Entnahme seiner Organe *selbst schadet*. Dies kann weder medizinisch noch ethisch beabsichtigt sein. Das Konzept Organspende kann nur moralisch richtig sein unter der Anerkennung des Hirntodes als des vollständigen und unumkehrbaren Erlöschens aller Hirnfunktionen als Feststellung des Todes. Sofern man den Hirntod als Tod des Menschen akzeptiert, dürfte es unbestritten sein, dass man sich nach dem Tod nicht mehr selbst schaden kann (sofern man das Recht auf *postmortale Würde* im Umgang mit der körperlichen Hülle einfordert und garantiert bekommt). So schreibt der Ethiker Hans-Martin Sass in der Beurteilung ethischer Modelle zur Gewebe- und Organtransplantation: »Altruismus ist ein lobenswertes individualethisches Prinzip und eine seltene Tugend; als ordnungsethisches Prinzip zur Regelung von Solidarität, Gerechtigkeit und Hilfe dem Schwachen oder Sterbenden gegenüber taugt es ordnungspolitisch nicht.«[21]

Fritz Breithaupt bekennt »gemischte Gefühle« beim Umgang mit Empathie. Auf der einen Seite gesteht er der Empathie eine zentrale Bedeutung für moralisches und ethisches Handeln zu. Empathie macht empfänglich für moralische Belange, und sie ist unabdingbar für ein gesellschaftliches moralisches Fundament. Auf der anderen Seite sieht Breithaupt in der Empathie die Verführung, etwas Schlechtes zu tun oder Menschen zu polarisieren. Auch und gerade Donald Trump erweist sich als Meister im Umgang mit einem für seine Zwecke instrumentalisierten Mitgefühl, indem er scheinbar spontan bei großen Auftritten den Menschen signalisiert (wobei er mit dem Finger theatralisch auf sie zeigt): Es gibt niemanden, der sich besser in euch hineinversetzen kann als ich. Breithaupt plädiert dafür, Empathie nicht so weit auszureizen, dass die Grenzen zwischen »Ich« und »Du« verschwimmen. Er begreift Empathie mehr im Sinne eines genaueren Hinschauens und Wahrnehmens des anderen (Achtsamkeit, *mindfulness*), ohne seine eigenen Positionen zu verlieren. Hierin liegt für mich – insbesondere mit dem Rucksack einer chronischen Erkrankung auf dem Buckel – die besondere Bedeutung der Fähigkeit zur Empathie. Richtige Empathie ist Achtsamkeit, Selbstreflexion und emotionale Kompetenz. Ich vermute, dass für das Vermitteln (und Trainieren) einer solcherart differenzierten Herangehensweise an Mediziner, Pflegende und Assistenzberufe im Gesundheitswesen noch einige Arbeit bevorsteht.

Ich bin daher während meiner Behandlungszeit ein wenig ins Grübeln gekommen: Wie sollte Empathie richtig »dosiert« werden? Gibt es auch ein Zuviel an Empathie? Will ich überhaupt, dass meine Behandelnden/Pflegenden so tief in mich hineinblicken? Ist ein Übermaß an Empathie notwendig oder gar hinderlich für meine Heilung?

Eines scheint mir klar zu sein: *Mitleid* als ein starkes Gefühl für das Leiden eines anderen, verbunden mit dem unmittelbaren Impuls zu helfen, darf wohl alleinig keine gute Basis für ärztliches oder pflegendes Handeln sein, das Gleiche gilt für die Haltung des *Altruismus*.

Altruismus sollte weder in der Ausbildung für helfende

Berufe gelehrt noch in deren Alltag sprachlich gepflegt werden.[22] Die Grundhaltung des Altruismus als Hilfe mit Inkaufnahme eigenen Schadens oder Leidens stand im Mittelpunkt der Tradition der Heilberufe des Mittelalters und der beginnenden Neuzeit. Durch das Postulat der Aufopferung kann in unserem Zeitalter kein Konzept einer Heilkunde (mehr) erfolgreich sein. Stattdessen sollte ein prosozialer und gut ausbalancierter empathischer Weg gewählt werden. Ein Training in Achtsamkeit, Selbstreflexion und emotionaler Kompetenz ist die bessere Richtung. Eine solche Vermittlung von Haltungen wird aber nicht zum Nulltarif zu bekommen sein, sofern sich die Medizin der Zukunft einmal zu dieser Grundhaltung bekennen sollte.

Meine Erfahrung im Reich der Kranken hat mich gelehrt: Es gibt ein Zuviel an Empathie, und ein solches Zuviel wirkt sich nicht förderlich auf die Behandlung aus. Empathie könnte besser gefasst werden als ein »Wissen um Beziehung«. Ich fühle mich gut aufgehoben in der Aussage von Ellen More, dass »Empathie sich nicht im Bedenken«, sondern in Aufmerksamkeit äußert«.[23] Ich kann daher nicht mit der Aussage des *Deutschen Ärzteblatts* übereinstimmen, dass es unabdingbar sei für einen guten Arzt, die »Patientenbrille aufzusetzen und die Sichtweise des Patienten am eigenen Leib zu erspüren«. Vielmehr sollte der empathische Arzt um die Besonderheit der Beziehung zum Patienten wissen, im Dialog mit dem Patienten verbunden genau hinhören und mit ihm in einem kontinuierlichen reflexiven Prozess stehen.

Also: Empathie *per se* ist keine ausreichende Voraussetzung für ein gelungenes Arzt- oder Pflege-Patient-Verhältnis. Es muss wohl mindestens Kompetenz, Erfahrung und praktische Fertigkeit dazukommen. Andererseits ist ohne Empathie auch keine vertrauensvolle Beziehung vorstellbar, und die Heilkunst liegt wahrscheinlich in der richtigen Dosis von Empathie.

Ich habe als Hilfe suchender Kranker begriffen: Wünschenswert ist eine »angemessene« Empathie, die es dem Arzt/Pflegenden erlaubt, den Kranken in seinem spezifischen Leid gut zu verstehen und ihm mit Aufmerksamkeit und Achtsamkeit zu begegnen. Ein Zuviel an Empathie gefährdet die klare Trennung zwischen dem »Ich« des Arztes oder der Pflegekraft und dem »anderen« des Patienten. Das Verschmelzen mit dem anderen mit der Gefahr der Selbstaufgabe könnte eine gute, besonnene Behandlung beeinträchtigen, denn für besonnenes Handeln braucht man – denke ich – eine gewisse Distanz.

Empathie ist lernbar. Ob in Situationen, in denen Wut, Angst oder depressives Verstummen seitens Patienten aufkommt, ob es die eigene, häufig unbemerkte Neigung, über Patienten, Kollegen oder nicht anwesende Dritte zu lästern, oder die Selbstreflexion über eigene Aggressionen betrifft: Es gibt heutzutage gute Konzepte, um einen sicher-empathischen Umgang hiermit zu erlernen. Sucht man allerdings in den Lehrplänen für Pflegende oder angehende Mediziner danach: Fehlanzeige! In mehreren Studien konnte darauf hingewiesen werden, dass ein Achtsamkeitstraining zu unmittelbaren Änderungen der Haltung und einer Zunahme der Resilienz bei Schwestern und Pflegern führte.[24] Nach einem solchen Training für Mitarbeiter von Intensivstationen nahmen die Zeichen emotionaler Erschöpfung und Depersonalisation ab, und die durch »Ausbrennen« im stressigen Alltag schon gefallenen Empathiewerte stiegen wieder an.

Versuchen wir den guten Arzt, ausgestattet mit aristotelischen Tugenden, näher zu beschreiben und die Merkmale einer guten ärztlichen Grundhaltung als Ziel, oder möglicherweise als »Idealziel«, festzulegen: Förderlich zu sein scheint mir die Haltung oder Kompetenz der Achtsamkeit, des genauen Hinhörens, der Objektivität, der Selbststärke, und dies alles natürlich auf dem Boden von Fachkunde und Geschicklichkeit. Weniger förderlich zu sein scheint mir eine falsch verstandene Empathie im Sinne von Mitleid oder Identifikation mit dem anderen, mit dem Patienten, Altruismus oder Selbstaufgabe, häufig resultierend im Burn-out. Mit solcherart Überlegungen und Gedanken kann man so manche lange Chemotherapie-Sitzung hinter sich bringen.

Punktionen und andere Angriffe

Vielleicht ist der Krebs, der rauflustige, fruchtbare, invasive, anpassungsfähige Zwilling unserer eigenen rauflustigen, fruchtbaren, invasiven, anpassungsfähigen Zellen und Gene, unmöglich von unserem Körper zu trennen. Vielleicht definiert Krebs die naturgegebene letzte Grenze unseres Lebens.

Siddhartha Mukherjee,
Der König aller Krankheiten

Attacke von hinten: die Knochenmarkpunktion

Es ist Montag, ich bin zur Knochenmarkpunktion einbestellt. Beim Warten auf einen unangenehmen körperlichen Eingriff weiß man nie so recht, ob es besser rasch und überfallartig hinter sich zu bringen ist oder ob eine längere Warte- und Galgenfrist die gelassene Vorbereitung fördert. Bei der Knochenmarkbiopsie wird vom Rücken her eine dicke Nadel in den Beckenkamm und bis in das Knochenmark eingedreht, um eine Probe aus dem Knochen sowie flüssiges Knochenmark zu entnehmen. Pathologe und Labormediziner untersuchen die Aktivität des Knochenmarks, die Zellbestandteile und den Anteil an Tumorzellen. Mit moderner Molekularbiologie ist eine immunologische Charakterisierung der malignen Zellen möglich. In der modernen Krebstherapie wird zunehmend eine raffinierte Strategie eines gezielten Einsatzes von Antikörpern (beispielsweise gegen Oberflächen von bösartigen Zellen) weiterentwickelt. Damit kann die klassische Vorgehensweise von Feuer (breite Chemotherapie) und Schwert (Chirurgie) mehr und mehr verdrängt werden. Der neue, auf den jeweiligen Zelltyp angepasste Behandlungsweg zielt auf eine individuell ausgerichtete, schonendere Behandlung mit dem Versprechen, durch mit der Behandlung verbundenes Leid zu mindern und die Prognose zu verbessern. Diese neuartige, auf den individuellen Krebstyp zugeschnittene Methode macht derzeit ihre ersten Schritte, die herkömmlichen harten Therapieformen sind damit noch nicht (ganz) abgelöst.

Die Voraussetzung für einen solchen verheißungsvollen Weg ist ausreichendes »Material« vom Erkrankten – daher liege ich jetzt hier. Hose und Unterhose sind halb über das Gesäß heruntergezogen. Die assistierende Schwester ruft: »Wird jetzt mal kalt«, aber bevor die Schallwellen ihrer Stimme mein Hörzentrum erreichen, zucke ich schon von einer plötzlichen eisigen und nassen Kälte am Rücken zusammen. Die Ankündigung des Besprühens mit Desinfektionsmittel und die Umsetzung fanden im selben Bruchteil einer Sekunde statt. Der Ausgelieferte fragt sich nach dem Sinn einer solchen Ankündigung, die ihre Bedeutung durch die Gleichzeitigkeit mit der Durchführung der Tat verloren hat.

Eine nostalgische Assoziation fliegt mich an. Wohngemeinschaft in Marburg in den 1970er-Jahren, vier Männer und eine Frau. Die Herren prächtiges Haupthaar, zerzauste Bärte. Die Dame meist mit einem Pullover angetan, der so gestrickt war, dass keine weiblichen Konturen mehr erkennbar waren. Ich stehe unter der Dusche. Vor dem Duschen musste in einem längeren Akt mittels Kohleofen heißes Wasser aufbereitet werden, die Wohnung im alten Fachwerkhaus war im Januar ausgekühlt. Der Mitbewohner, der laut Liste dran gewesen wäre, Kohle hochzuschleppen, hatte es vergessen (zufällig war ich derjenige). Im wohligen Rekeln unter dem warmen Wasser trifft mich plötzlich ein eiskalter Strahl am Rücken, und ich schreie auf, aus völliger Entspannung gerissen. Mitkommunarde Bernd stiehlt sich grinsend davon.

Ein Oberarzt nimmt den Eingriff vor. Zum Glück berücksichtigt er beim Einspritzen der örtlichen Betäubung (bis auf die Knochenhaut, mit extra Schmerz) die physikalische Regel, dass eine akustische Ansprache eine gewisse Latenz benötigt, bis sie über das Trommelfell und das Hörzentrum als Vorhersage von folgendem Schmerz vom Gehirn aufgenommen und verarbeitet werden kann (geschätzt eine Sekunde).

Sich mit halb entblößtem Gesäß bäuchlings auf einer Liege zu befinden ist eine eindrückliche Erfahrung. Auch der zur Seite gedrehte Kopf gestattet keine genaue Identifikation der hinter mir befindlichen Akteure. Heftiges Rascheln beim Aufreißen der eingeschweißten Abdecktücher. Muntere Gespräche zwischen Oberarzt, Schwester und Laborassistentin, deren Aufgabe die Sicherung und Weiterverarbeitung der Proben ist. Es ist Montagmorgen, acht Uhr dreißig, verhaltenes Gähnen allenthalben. Beim Präparieren der dicken Nadel (es klappert leicht metallisch) bekennt der Operateur dieser Maßnahme, dass er heute nach einem durchgearbeiteten Wochenende doch recht müde sei. Diese Aussage kann vom bäuchlings liegenden Objekt der Punktion nur wertfrei zur Kenntnis genommen werden. Wie eine auf dem Rücken liegende Landschildkröte, der ein Loch in den Panzer gebohrt wird, um mittels eines Bindfadens das Ausbüxen zu verhindern, befinde ich mich – jedoch in Bauchlage – der Chance des Umdrehens beraubt (bei der Schildkröte soll allerdings das Bohren in den Panzer schmerzlos sein). Der wahrscheinlich schon seit Jahrtausenden eingeprägte Reflex des Menschen, dem Feind ins Auge zu sehen, ist hier ausgeschaltet. Die große Nadel wird mit erheblicher Gewalt in den Knochen getrieben – Schmerzskala bei 6 zwischen 0 (= keine Schmerzen) und 10 (= maximal vorstellbarer Schmerz). Jetzt wird Knochenmark angesaugt, ein Moment, den Profis und mehrfache Erdulder solcher Prozeduren fürchten: Durch das mittels einer aufgesetzten Spritze erzeugte Vakuum gelangt die zähe Flüssigkeit nach außen, dabei schießt eine Art elektrischer Blitz durch alle Röhrenknochen. Beim ersten Mal eine Überraschung – so schnell vorbei, dass man sie nicht recht würdigen kann –, bei allen weiteren Malen (ich bin mittlerweile mit sieben Knochenmarkpunktionen dabei) ein antizipierter Schrecken. Die Biopsie einer Gewebeprobe aus dem Knochen ist dagegen harmlos.

Mit einem dicken Verband auf dem verlängerten Rücken erhebe ich mich leicht zittrig und lasse mich zu einem Stuhl führen, auf dem ich mich einige Zeit erholen darf, mit einem Sandsack im Kreuz, um ein Nachsickern von Blut aus der Punktionsstelle zu verhindern. Verbandkontrolle nach fünfundvierzig Minuten – ich kann gehen, mit dem Gefühl großer Erleichterung, auch diese Tortur wieder überstanden zu haben. Allerdings wird mich die Nachwirkung noch ca. eine Woche begleiten. Es fühlt sich einige Tage an, als hätte mich ein Pferd in den Hintern getreten (zumindest sagen es die Hippologen so).

Der Oberarzt *(physicus superior)*: Versuch einer Annäherung

Der Beruf des Arztes ist von einer besonderen Aura umgeben. Arzt zu werden ist für viele junge Menschen ein hohes Berufsziel, für das sie viel Stress und Lernen auf sich nehmen oder, wenn es mit dem Einser-Abitur nicht klappt, als Rettungsassistenten, Pflegende oder mit einem anderen sozialen Engagement versuchen, doch noch einen begehrten Studienplatz zu ergattern. Ärzte genießen ein hohes Ansehen in der Bevölkerung, und vom *guten* Arzt werden besondere Charaktereigenschaften erwartet. Er soll Fachexperte und Menschenfreund sein, Nächstenliebe und Humanität sind prägende Eigenschaften, er soll gleichzeitig effizient und wirtschaftlich sein. Patienten wünschen sich im Wesentlichen persönliche Zuwendung und Fachkompetenz. Die Ansprüche und Erwartungshaltungen von Patienten sind sehr hoch, manchmal möchten sie ihren Arzt ganz für sich haben. Erfahrene Ärzte sagen daher, dass es besonders wichtig sei zu lernen, Grenzen zu setzen.

In dem Buch *Die Kunst, ein guter Arzt zu werden*[1] von Jürgen von Troschke heißt es, es sei nicht leicht zu bestimmen, was einen guten Arzt ausmacht. Es ist nicht nur das Wissen und Können, sondern die *Haltung*. Aber was ist eine Haltung eigentlich? Haltungen sind, ähnlich Tugenden, als Charaktereigenschaften oder Dispositionen anzusehen, die eben nicht nur vorübergehend oder zufällig da sind, sondern, da sie ja im Charakter verankert sind, von Kontinuität getragen werden. Was sind nun wiederum Tugenden? Der Freiburger Medizinethiker Giovanni Maio definiert Tugenden als »die Vollkommenheit eines Vermögens, in einer bestimmten Situation das Gute zu tun, und zwar aus innerster Neigung«.[2] Also, um tugendhaft zu sein, sollen Ärzte gute Handlungen nicht nur zufällig oder personenbezogen vornehmen, sondern zuverlässig und kontinuierlich. Die gute Handlung darf also nicht nur unter bestimmten Bedingungen erfolgen, zum Beispiel aus einer Sympathielaune heraus oder bei ausreichend Zeit, sondern sie muss eine generelle Grundhaltung widerspiegeln.

Der *gute* Arzt muss selbst gegenüber dem Patienten, der als unbelehrbarer und aggressiver Kettenraucher auftritt, genauso gut sein wie gegenüber der sympathischen, klugen und wortgewandten Grundschullehrerin. Der tugendhafte Arzt muss diese Herangehensweise an die Kranken aus einem inneren Streben, aus dem Verlangen nach dem Guten heraus verfolgen. In diesem Bild zeigt sich ein fast unerreichbar hoch aufgehängtes Arztideal. Dies bestimmt nach wie vor die gesellschaftliche Grundvorstellung, sie geht immer noch auf den barmherzigen Samariter christlicher und humanistischer Zuschneidung zurück. Die berühmte Ärztin Dr. med. Marianne Koch, Internistin und Medizinjournalistin, fordert *Menschenliebe* vom Arzt. Ist dieser hohe Anspruch gerechtfertigt und überhaupt durchzuhalten? Philosophen betrachteten die Menschenliebe (Philanthropie) als einen zentralen Wesensbestandteil des Menschen. Fraglos muss ein humanistisches Weltbild die Basis der ärztlichen Tätigkeit darstellen, Ärzte leiden aber auch bekanntermaßen unter dem Spannungsfeld zwischen Humanität und dem Zwang zur Wirtschaftlichkeit und Effektivität. Die Bereitschaft zu Zuwendung und Liebe zum Menschen gehört zum emotionalen Rüstzeug eines guten Arztes. Allerdings heißt es ja auch in der Bibel: »Liebe deinen Nächsten wie dich selbst«, die Selbstachtung und Selbstfürsorge des Arztes muss daher in einer ausgewogenen Balance mit der Liebe zu seinen Patienten stehen.

Es ist interessant, dass Ärzte in den Medien und vor allem im Fernsehen zumeist zwar mit menschlichen Macken, aber letztlich doch immer effektiv und hoch kompetent dargestellt werden.[3] Beste Beispiele hierfür sind der merkwürdige Dr. House oder der Gerichtsmediziner Dr. Falko Lammert in der *Tatort*-Serie. Auch wenn die Öffentlichkeit oder die Medien gelegentlich über Ärzte herziehen (Schönheitschirurgie, dicke Autos, Millionenverdienste), lassen sie unterm Strich doch kein schlechtes Haar an ihnen.

In meiner langen aktiven Berufszeit, insbesondere im intensivmedizinischen Szenario, habe ich auf der einen Seite bei gelungenen Behandlungen von lebensbedrohlich erkrankten Unfallopfern geradezu Glückszustände gespürt, und bei Begleitungen von Patienten am Ende des Lebens mit überforderten, hilflosen oder gar aggressiven Angehörigen eigene Niedergeschlagenheit erlebt, somit eine breite Spanne von Emotionen und enorm anstrengenden Gesprächen und Entscheidungen. In der modernen Medizin mit einem hohen Grad von Technisierung und einem extrem hohen Anspruch an ihre Effektivität –

vorgegeben durch sie selbst und durch die Gesellschaft – ist es wirklich nicht überraschend, dass zahlreiche Ärzte und Pflegende einen solch andauernden Pegel der Herausforderung nicht durchhalten und zwischendurch immer wieder einknicken.

In der Ärzteschaft herrscht seit Jahrhunderten eine hierarchische Abstufung, vor allem in Deutschland. Große Erfahrung, fundiertes Fachwissen (der klassische Nachweis ist die absolvierte Facharzt-Prüfung mit der angeeigneten Bezeichnung »Facharzt für …), ein gerüttelt Maß an Autorität und die gewogene Zuneigung des Chefarztes prädestinieren zum *Oberarzt*. Oberärzte haben Verantwortung für bestimmte Bereiche, sie sind mit einem Abteilungsleiter vergleichbar. Der Begriff Oberarzt kommt eigentlich – wie so viele Dinge in der Medizin – aus dem Militärbereich: Im deutschen Heer wurden Mitglieder des Sanitätsoffizierskorps im Range eines *Ober*leutnants als *Ober*ärzte bezeichnet. Diese Stufe in der ärztlichen Hierarchie zu erklimmen ist für viele junge Ärzte begehrenswert. Die Position des Oberarztes bringt nicht nur eine monetäre Erweiterung mit sich, sondern auch mehr Verantwortung, etwa die fachliche Aufsicht über Assistenzärzte in Ausbildung. Während Ersteres von den jungen Medizinern sicherlich erwünscht ist, steht der zweite Aspekt mutmaßlich nicht bei jedem ganz oben auf der Liste der Verwirklichung.

Ich selbst war etwa fünfundzwanzig Jahre Oberarzt, überwiegend auf einer Intensivstation. Die Beförderung in diese Position war zunächst ein wenig mit (Versagens-)Ängsten verknüpft. Patienten mit schweren Erkrankungen, nach Operationen oder Unfällen, mit Sepsis oder

mit schweren Organausfällen, die eine maschinenge-
stützte Organersatztherapie benötigen. Hierzu gehören
die künstliche Beatmung, die Nierenwäsche, die maschinelle Kreislaufunterstützung und die künstliche Ernährung über Magensonde. In der Intensivmedizin steht ein
professionelles Team aus Ärzten und Pflegenden ständig
vor der Aufgabe, mit großem Aufwand alles medizinisch
Mögliche zu versuchen und dem Patienten zuzumuten
oder im rechten Moment zu erkennen, dass die Organe
so stark geschädigt sind oder der Patient so nachhaltig
geschwächt ist, dass eine langwierige Beatmung, die Auf-
rechterhaltung einer tiefen (künstlichen) Bewusstlosigkeit oder eine hoch dosierte medikamentöse Kreislaufstützung nicht mehr zu rechtfertigen sind, da sie nicht
zum Erfolg führen können.

Ich stehe am Bett eines beatmeten Intensivpatienten,
sein Sohn neben mir, wir beide müssen eine schwerwiegende Entscheidung treffen. Der achtundsiebzigjährige
pensionierte Studienrat ist seit zehn Jahren Witwer, seine
drei Enkel sind nun sein Lebensinhalt. Er verbringt viel
Zeit mit ihnen, die Buben haben ein gutes und reges Verhältnis zu ihrem Opa. In den letzten Wochen fühlte der
alte Herr sich etwas schlapp, der Sohn bemerkte eine
zunehmende Gelbfärbung der Lederhäute der Augen
(Skleren-Ikterus). Die diagnostische Abklärung ergab ein
langsam wachsendes Karzinom der Bauchspeicheldrüse
(Pankreas-Carcinom), das bisher keine Schmerzen machte, aber unbehandelt in ca. sechs Monaten zum Tod führen würde.

Nach ausführlicher Besprechung und Aufklärung ent-
schied sich der Patient zu einer Operation – im Wissen

um ein erhöhtes Risiko für schwerwiegende Komplikationen, da er eine Herzerkrankung und eine eingeschränkte Nierenfunktion hat. Er erklärte: »Ich *muss* meine drei Enkel noch einige Jahre begleiten, das ist mein *Auftrag* und meine Lebenserfüllung.«

Die Operation dauerte lang und war aufwendig, aber sie verlief chirurgisch gesehen erfolgreich. Die erste Woche auf der Intensivstation war zunächst einigermaßen zufriedenstellend, dann gab es kurz vor der Verlegung auf die Normalstation einen Rückschlag: Es entwickelte sich eine Lungenentzündung, und es drohte ein akutes Nierenversagen, die Reserven des alten Herrn waren aufgebraucht. Um einen Sauerstoffmangel und schwere Atemnot zu verhindern, musste der Patient erneut künstlich beatmet werden. Das dazu notwendige Koma (Sedierung) schwächte wiederum die Herzfunktion, die Nieren verschlechterten sich weiter. Trotz erweiterter Antibiotikatherapie schränkte sich die Lungenfunktion weiter ein. Ein Luftröhrenschnitt, eine Nierenwäsche (Dialyse) und eine medikamentöse Kreislaufunterstützung *wären* nun im Sinne einer *Maximaltherapie* erforderlich. Die Prognose ist dabei ungewiss, werden sich die Nieren erholen? Wird der Patient jemals vom Beatmungsgerät »befreit« werden können? Steht am Ende unserer Bemühungen eine Behandlung in einer Pflegeeinrichtung mit Dauerbeatmung und Nierenwäsche?

Dies alles ist *medizinisch gesehen* machbar, aber die Kernfrage ist für uns: Will der Patient diesen Weg überhaupt (er kann uns jetzt keine Auskunft mehr geben, eine Patientenverfügung liegt nicht vor)? Kann er mit seinen Enkeln, an Geräte gebunden, weiterhin so ein fröhlich-inniges Verhältnis fortsetzen? Haben wir mit einem solchen Vorgehen einen ausreichenden Blick auf die *Würde* eines Menschen, der möglicherweise am Lebensende steht und dessen langes und »gutes« Leben durch einen technisierten Tod *entwertet* wird? Der Sohn und ich sind nachdenklich und ratlos, wir ziehen uns zur weiteren Besprechung zurück. Für eine solche schwerwiegende Entscheidung, die nach »bestem Wissen und Gewissen« gefällt werden *muss,* gibt es keine einfache Lösung.

Bei einem nicht mehr entscheidungsfähigen Patienten – wie im gerade geschilderten Fall – hat der verantwortliche Arzt (in der Regel der Ober- oder Chefarzt) im Rahmen seiner professionellen Verantwortung gemeinsam mit dem nächsten Angehörigen zu entscheiden, welche Behandlungsmöglichkeiten durchgeführt oder eben auch *nicht* durchgeführt werden sollen. Die Deutsche Interdisziplinäre Vereinigung für Intensiv- und Notfallmedizin (DIVI) schreibt in ihrem Positionspapier der Sektion Ethik im Jahr 2012: »Die ärztliche Verpflichtung zur Lebenserhaltung besteht nicht in jedem Fall. Es können Therapiezieländerung und Therapiebegrenzung geboten sein. Die *medizinische Indikation* [die Indikation stützt sich auf eine fachlich begründete Einschätzung, dass eine Therapiemaßnahme geeignet ist, um ein bestimmtes Therapieziel mit einer gewissen Wahrscheinlichkeit zu erreichen – Anm. d. Autors] und der *Wille des Patienten* sind die beiden Grundvoraussetzungen bei der Festlegung der Diagnostik und Therapie. Ärztliche Entscheidungen gründen sich auf medizinisches Wissen, ethische Prinzipien und sind eingebettet in juristische, soziokulturelle und ökonomische Rahmenbedingungen. Zu den wesentlichen ethischen Prinzipien, die zu beachten sind, zählen Menschenwürde, Autonomie, Fürsorge, Nicht-Schaden und Gerechtigkeit.«[4]

Ich sitze mit dem Sohn des Patienten schweigend im Besprechungszimmer, wir lassen uns viel Zeit für dieses Gespräch, der Sohn hat eine auf ihn ausgestellte Vollmacht des Vaters für Angelegenheiten der Gesundheit dabei. Ich greife zunächst die zwei Pfeiler einer Entscheidung über die Ausweitung der Therapie auf: die *Indikation* und der *Wille des Patienten*. Der Sohn ist erkennbar innerlich zerrissen: Der Vater solle leben, aber er habe in einem Gespräch vor der Operation auch klargemacht, dass er leben möchte, um das Alltagsleben mit seinen Enkeln zu genießen. Diese Verknüpfung macht die Entscheidung so schwierig. Der Patient verbindet das weitere Leben mit einer bestimmten *Qualität*. Obwohl vorab über mögliche Komplikationen informiert, habe er die jetzt eingetretene Situation ausgeschlossen (»Wird schon gut gehen«), eine Patientenverfügung daher nicht für notwendig befunden.

Ich lege dem Sohn die Indikation dar: Luftröhrenschnitt und Dialyse sind zwar geeignet, das *Überleben* im strengen Sinne zu ermöglichen. Nach meiner fachlichen Einschätzung ist allerdings die *Qualität* des Überlebens so ungewiss und eingeschränkt, dass das ursprüngliche Ziel des alten Herrn wohl nicht erreichbar ist. Vielmehr ist eine dauernde Behandlung in einer Pflegeinstitution mit Nierenwäsche und Beatmung über die Luftröhrenkanüle wahrscheinlich. Der Sohn ist zunehmend verzweifelt, er fühlt sich mit der Last der Entscheidung überfordert. Wir vereinbaren eine Pause zum Nachdenken und verabreden uns für den nächsten Tag. Der Patient hatte keine weiteren Kinder, der Sohn will sich mit seiner Frau besprechen, die jugendlichen Enkel (zwischen sechs und zwölf Jahren) kann man nicht in dieses Problem hineinziehen.

Am nächsten Tag treffen wir uns nachmittags wieder. Der Sohn schaut übernächtigt und mitgenommen aus, seine Frau ist dabei. Er beginnt das Gespräch. Er habe die Persönlichkeit und das Leben seines Vaters noch einmal gemeinsam mit seiner Frau ablaufen lassen. Ein lustiger, aktiver und lebensfroher Mensch mit Freude am Unterrichten und vielen Hobbys. Gesellig, aber auch ein fürsorglicher Ehemann und Vater (auch wenn es immer mal Krisen und Konflikte gab). Der Sohn und seine Frau sind fest überzeugt, dass der Vater in der von mir angedeuteten Perspektive, nämlich abhängig von hochgradiger Pflege und technischer Unterstützung, nicht leben wolle, auch wenn man die Enkel an Pflegeheim, Nierenwäsche und Beatmung heranführen könne. Eine derart reduzierte Form des Überlebens, die ihm kaum noch eine aktive Rolle zuschreibt (selbst das Sprechen wäre sehr schwierig), können sie im Sinne des Vaters nicht mittragen. Sohn und Ehefrau sind sich sicher, dass es sein Ziel gewesen sei, die Enkel weiterhin von Schule und Kindergarten abzuholen, bei den Schulaufgaben zu helfen und Ausflüge zu machen.

Wir tauschen uns aus und lassen uns Zeit, aber am Ende steht der Entschluss, die invasive Therapie mit ungewissem Ausgang nicht zu beginnen und – sofern der Zustand des Patienten sich nicht in absehbarer Zeit unter den derzeit gegebenen Bedingungen stabilisiert, sondern weiter verschlechtert – einem würdevollen Sterbeprozess nicht im Wege zu stehen. Alle sind erschöpft nach diesem Entschluss, und ich merke besonders, dass diese Gespräche kleine Narben hinterlassen.

Eine Missachtung der oben von der DIVI skizzierten Grundsätze ethischen Verhaltens kann zu *Übertherapie* führen. Der Wiener Intensivmediziner und Nephrologe Prof. Dr. Wilfred Druml schreibt: »Mit den heute zur Verfügung stehenden technischen Möglichkeiten und dem therapeutischen und auch technologischen Imperativ, im Rahmen einer kritischen Erkrankung nichts unversucht zu lassen, und insbesondere auch am Ende des Lebens wird bei einem hohen Prozentsatz der Intensivpatienten eine ›nichtbenefizielle‹ Therapie verfolgt.«[5] Übertherapie ist offensichtlich nicht selten auf den Intensivstationen. In einer europaweiten Umfrage bei Ärzten und Pflegenden von Intensivstationen gab etwa jeder vierte Befragte an, dass bei mindestens einem betreuten Patienten die Therapie nicht (mehr) angemessen und gerechtfertigt gewesen und doch fortgeführt worden sei.

Die Ursachen für die Neigung der Intensivmediziner, alles Mögliche möglichst lang machen zu wollen, sind wohl vielfältig. Wilfred Druml führt neben der therapeutischen Unsicherheit oder der Angst, »etwas falsch zu machen« (Defensivmedizin), besonders auch die Psychologie des Machens an: »Tun ist leichter als Nichtstun, das liegt in der Natur des Menschen.«[6] Auf der anderen Seite spüren viele Pflegende und Ärzte den entwürdigenden und inhumanen Aspekt einer Übertherapie. In einer Mitarbeiterumfrage auf deutschen Intensivstationen führte die Wahrnehmung von Übertherapie (und somit ein Defizitgefühl für adäquate ethische Reflexionen) in besonderem Maße zu emotionaler Erschöpfung.[7] Es gibt noch viel zu tun zur Steigerung von Ethik und Humanität in der modernen Hightech-Medizin, und ich bedauere es hin und wieder, dass mein aktives Einbringen in dieses Thema nach Beendigung der Berufstätigkeit limitiert ist.

Ärzte und Pflegekräfte sind im Hightech-Bereich der Intensivmedizin maximal gefordert. Sie müssen interprofessionell gut zusammenarbeiten, sich verständigen, häufig austauschen, in vertrauensbildender Kommunikation mit den Angehörigen stehen und fachliche und manuelle Kompetenzen aufweisen. Der Oberarzt oder Leiter einer solchen Intensivstation verantwortet den reibungslosen täglichen Ablauf, die Belastungsspitzen von plötzlichen Aufnahmen, Verlegungen, unerwarteten Krisen oder Todesfällen. Er muss die fachliche Qualität mit seinen Assistenzärzten aufrechterhalten und für ein gutes Arbeitsklima geradestehen.

Manche Oberärzte suchen geradezu eine solche Herausforderung und scheinen sich – je stressiger es zugeht, desto besser – in diesem Biotop von alarmierenden Maschinen, unsicheren oder hilflosen Angehörigen und im Dauerstress befindlichen Pflegenden besonders wohlzufühlen. Aber andere Kollegen sind dieser dauernden Herausforderung nicht ausreichend gewachsen. Wenn sie Glück haben und diese Überlastung merken, können sie bewusst gegensteuern, sich aus besonders belastenden Situationen herausnehmen oder darum bitten, in einen anderen Arbeitsbereich, zum Beispiel in den Operationsbereich, wechseln zu dürfen. Manche Zugehörige der Spezies des Oberarztes bilden unter dieser hochgradigen und verdichteten Entscheidungs- und Belastungssituation eine Abwehr aus, die ihnen nicht bewusst ist oder verborgen bleibt und die sich in Sarkasmus, barschem Befehlston oder auch in einsilbiger emotionaler Verarmung äußern kann. Hier ist eine Sensibilisierung oder kollegiale Achtsamkeit dringend erforderlich, aber sie ist leider im klinischen Alltag viel zu wenig ausgebildet.

Nach meiner Erinnerung der vielen langen Jahre auf der Intensivstation war eine der unvergesslichen und am stärksten belastenden Situationen, als ich mit Eltern eines elfjährigen Jungen über die Einwilligung zur Organspende sprechen musste. Der Bub war beim Skateboardfahren unglücklich gestürzt und mit dem Hinterkopf mit hoher Energie auf eine Bordsteinkante geprallt, es kam zu einer massiven Schädelfraktur mit akuter Hirnblutung und Bewusstlosigkeit. Der Notarzt brachte den jungen Patienten in unsere Notaufnahme, in der Computertomografie zeichneten sich schon eine massive Schwellung des Gehirns und eine große Blutung ab. Trotz sofortiger neurochirurgischer Operation und künstlichem tiefen Koma mit maschineller Beatmung war die massive Schwellung nicht unter Kontrolle zu bekommen. Auch eine erneute OP mit teilweiser Entfernung der Schädeldecke zur Entlastung des Gehirns brachte keinen Erfolg.

Am Ende hatte ich die Aufgabe, mit einem Kollegen zusammen das völlige und unwiederbringliche Erlöschen aller Hirnfunktionen (sogenannter *Hirntod*) mit den vorgeschriebenen Untersuchungen festzustellen. Es erfolgte das Überbringen dieser katastrophalen Botschaft an die Eltern. Diese waren im Verlauf schon durch die Gespräche auf die kritische Situation vorbereitet, aber die endgültige Feststellung des Todes brachte sie verständlicherweise vollkommen aus der Fassung, und sie brachen buchstäblich neben mir zusammen. Nachdem der Klinikseelsorger mit ihnen gesprochen und ihnen Trost zu spenden versucht hatte, hatte ich nun die Aufgabe, mit all dem gebotenen Respekt, mit Rücksichtnahme und Fingerspitzengefühl behutsam das Thema Organspende anzusprechen. Die Eltern waren in verzweifelter Trauer aufgelöst und betrachteten diesen Gedanken zunächst wie einen Fremdkörper und einen Angriff auf sie. Es mag verständlicherweise auf die Familie kalt und berechnend wirken, wenn die Ärzte sie in einer solchen Ausnahmesituation auf dieses Thema ansprechen. Sofern kein Organspendeausweis vorliegt, ist dies jedoch gesetzlich vorgeschrieben.

Ich selbst war auch massiv emotional bewegt und konnte meine Tränen ebenfalls nicht zurückhalten. Nach dem Andeuten einer möglichen Organspende versanken wir drei zunächst in tiefes Schweigen. Vom Gesetz her müssen die Eltern die Zustimmung geben. Ich bot den verzweifelten Eltern an, sie in unserem Besprechungsraum zur Sammlung und Entscheidung allein zu lassen, und war froh, mich in meinem Arztzimmer zunächst selbst etwas stabilisieren zu können. Nach zehn Minuten ging ich zurück. Die Eltern waren etwas gefasster und begannen Fragen über den Ablauf einer Organspende zu stellen. Ich versuchte mit größtmöglicher Ruhe und Klarheit, die Fakten darzustellen und auf alle Bedenken einzugehen. Am Ende dieses etwa einstündigen Gespräches waren die Eltern bereit, der Organspende zuzustimmen – in tiefer Überzeugung, dass ihr verstorbener Sohn anderen Menschen etwas Gutes tun oder gar das Leben retten könne. Es bildete sich in dieser Stunde eine sehr nahe Beziehung zwischen den Eltern und mir, und wir verabschiedeten uns schweigend in einer Umarmung. Nach einer letzten Begegnung der Eltern mit ihrem Sohn leiteten wir alle notwendigen Schritte zur Vorbereitung der Organentnahme ein.

An diesem Abend war ich so erschöpft, dass ich ernsthaft mit dem Gedanken spielte, die Intensivstation zu verlassen und mir einen anderen Aufgabenbereich der Medizin zu suchen. Abgesehen von dieser Extremsituation bin ich mit solchen belastenden Momenten menschlicher Katastrophen oder der Trauer insgesamt gut zurechtgekommen. Obwohl selbst mir noch im Medizinstudium gelehrt wurde, dass der Arzt sich von Leid, Kummer und Tod seiner Patienten fernzuhalten habe, um selbst stabil zu bleiben, war meine für mich erfolgreiche Strategie das Einlassen auf die Patienten und Achtsamkeit, allerdings so dosiert, dass ich nicht völlig hineingezogen wurde.

Die gewaltsame Unterdrückung jeglicher Empathie scheint mir genauso zerstörerisch für die Persönlichkeit des Arztes zu sein wie die völlige Hingabe. Die ärztliche Kunst liegt sicherlich – wie bereits von Platon in seiner Tugendlehre vorgeschlagen – in der Mitte.

Innen und außen: die Infusion als Eindringling

Bei chronisch Kranken ist es üblich, wiederholt und in festen zeitlichen Abständen Blut zu entnehmen, Medikamente oder Infusionen einzubringen, und der an einer dauerhaften Erkrankung Leidende ist daran gewöhnt, ständig unterschiedliche Areale seines Körpers zur Punktion hinzustrecken. Die Haut mit einer darunterliegenden Vene wird angestochen, eine Blutentnahme vorgenommen oder eine Infusionskanüle eingebracht, und nun läuft entweder eigenes Blut hinaus, oder Flüssigkeit – sei es mit Arzneimitteln, sei es mit Infusionslösung – fließt hinein. Ich betrachte die Haut als begrenzende Hülle meines Leibes, aber auch meiner Persönlichkeit, meines Ichs, und so wird ständig durch die Medizin diese Grenze zwischen meinem Selbst und dem »Außen« überwunden. Ärzte und Pflegekräfte erhalten die Macht – unter der großen Überschrift »Therapie« –, die Haut als meine schützende Hülle zu verletzen. Die Haut als größtes Organ des Menschen ist ja nicht nur die Grenze zwischen mir, der Umwelt und den anderen. Sie beschützt auch das Authentische von mir, sie entzieht es dem Blick von außen, wie ein Geschenkpapier, das nur erahnen lässt, was sich darunter verbirgt.

Wenn die Infusion mit hohem Fluss in mich hineinläuft, dann spüre ich, wie sich in der punktierten Vene im Unterarm ein kühles Band entwickelt. Ich kann den Strom ein Stück weit nach innen verfolgen. Als ich während der Hochdosis-Chemotherapie große Mengen an Infusionen über meinen zentralen Venenkatheter erhielt, der über eine Halsvene eingebracht wird und dessen

Spitze direkt über dem oberen Herzeingang liegt, hatte ich manchmal das Gefühl, als wolle die Infusionsflüssigkeit mein Herz kühlen und mein Innerstes heruntertemperieren. Bei einem sehr kalten Eis im Hochsommer spürt man manchmal die Kälte des Genusses die Speiseröhre hinunterwandern, aber eine kalte Infusion in Herznähe ist noch von anderer Wahrnehmung: Es fühlt sich an, als wolle jemand nach deinem Wesen greifen oder dein inneres Gleichgewicht ein wenig aus der Bahn bringen. Dieser Eindruck der unmittelbaren Injektion von Flüssigkeit oder Medikamenten ins Innerste – obwohl sie in gewisser Weise ja eine Verbindung nach der Welt da draußen darstellt – kann von dieser Welt da draußen nicht nachempfunden werden. Die Schwester, die mir die Infusion anhängt und damit meine Ich-Grenze überwindet, kann nicht mitfühlen, was diese Grenzpassage für mich bedeutet. Für diesen speziellen Zustand kann es keine Empathie geben, es sei denn, der oder die andere, der oder die diese Maßnahme an mir vornimmt, hätte selbst schon mal so etwas erlebt.

Im Zusammenhang mit diesen ungezählten Blutabnahmen und Infusionen stelle ich mir die Frage, ob ein guter Arzt oder eine gute Pflegende selbst einmal so krank gewesen sein muss, behandelt mit Infusionen und Kathetern, um wirklich nachvollziehen zu können, wie es sich anfühlt, über acht Stunden eine körperfremde Flüssigkeit in sich hineinlaufen zu lassen. In einer intakten Haut ist der Mensch in sich wie in einem Gehäuse (siehe Sigmund Freud!), in dem er sich verschließen kann. Draußen ist die Welt, mit der ich in Austausch treten kann und muss. Mein Recht auf Unantastbarkeit gibt mir die Gewissheit, dass niemand das Recht hat, in mich einzudringen, sei es durch gedankliche Manipulation, durch körperliche Gewalt oder eben durch, im Namen einer Therapie gerechtfertigte, Verletzungen meiner äußeren Hülle, der Haut.

Venenkatheter, Dialysekatheter, Beatmung oder andere Schläuche und – besonders in der Altenpflege und in der Versorgung dementer Patienten eingesetzt – Magensonden zur künstlichen Ernährung gehören dazu. Der exklusive Auftrag, dem Kranken, Eingeschränkten oder Leidenden Gutes zu tun, bietet die Grundlage für dieses Eindringen in die Organe und Strukturen des jeweils einzigartigen und selbstbestimmten Menschen. Die Rechtfertigung hierfür bilden der Behandlungsvertrag zwischen Arzt und Patient und die Zustimmung des Betroffenen. Für diesen Vertrag wird die Souveränität meines Leibes aufgehoben. Mit fast jeder medizinischen Maßnahme findet eine Körperverletzung statt (sogar im juristischen Sinne). Erkenntnistheoretisch würde man von einer Aufhebung der Autarkie des Leibes sprechen, es sei denn, es liegt eine Zustimmung des »Besitzers« dieses Leibes vor, und damit auch durch den Leib selbst. Das Handeln in der Medizin agiert nach meiner Meinung nicht immer unter Berücksichtigung dieses Grundsatzes der Souveränität des eigenen Körpers. Viele Eingriffe werden unter der Rechtfertigung eines Notstandes durchgeführt – fast immer zu Recht. Zu manchem Eingriff allerdings mag dem Patienten zugeredet werden, und Ärzte betrachten es manchmal als Selbstverständlichkeit, dass der Patient ihnen gleichsam automatisch mit dem Wunsch nach Heilung die Autonomie über ihren Körper

übergibt. Das ist ein Irrtum, und Ärzte sollten nie vergessen – und werden es auch nicht vergessen, wenn sie einmal selbst die Perspektive gewechselt haben und zum Patienten geworden sind –, dass es zu einer wesentlichen
und moralisch hohen Aufgabe der Heilkunde gehört, die
Autonomie von Leib und Seele des Hilfesuchenden zu
achten. Mir ist durch meine Behandlung erst richtig klar
geworden, dass die moderne und invasive Medizin – so
viel Gutes sie auch tut – leicht in Versuchung gerät, die so
wichtige Grenze zwischen innen und außen zu verletzen.
Manchmal merken es weder der Arzt noch der Patient.

Der Schmerz und ich

Man kann auf Schmerzen warten. Es gibt entweder ge-
zielte Ankündigungen (»Es sticht gleich mal ein wenig«),
deren Präzision allerdings häufig zu wünschen übrig
lässt. Es wird vom Schmerzverursacher (selbstverständlich nur in bester, helfender Absicht) die zu erwartende
Pein gern nach unten skaliert. Beim Nähen von Wunden,
Punktieren von Ergüssen oder Abszessen oder Anlegen
von Venenkathetern kommt dann doch eine mehr oder
weniger heftige Überraschung. Der therapeutische Akteur setzt natürlich auf diesen Überrumpelungseffekt, der
sich ja auch dadurch auszeichnet, dass er rasch wieder
vorbei ist. Ein völlig anderes Erwarten ist die vage Vorhersage bei größeren Eingriffen oder für antizipierte Be-
findlichkeiten nach Operationen. Hier wird häufig die
Kann-Formulierung benutzt: »Nach der Arthroskopie
(Kniegelenksspiegelung) kann es einige Tage recht weh-

tun, sie bekommen Schmerzmittel mit.« Die ehrliche Prognose von Schmerz oder diffusem Unwohlsein im Rahmen einer Chemotherapie ist schwierig, sie muss zwischen realistischen Hinweisen und psychischer Vorbereitung sowie – nach Möglichkeit – der Vermeidung von Angst und Panik ausbalanciert werden. Da chemotherapeutische Substanzen als Zellgift anzusehen sind, ist die Spannweite von Schmerz und körperlichem Leiden besonders groß.

Darüber hinaus hat jeder Mensch seinen eigenen Schmerzcharakter. Schmerztherapeuten ist schon lange klar, dass Sätze wie »Das kann doch jetzt gar nicht wehgetan haben« großer Unsinn sind und einem fundamentalen Missverständnis (häufig der älteren Generation von Ärzten) entstammen. Nach Aussagen der Onkologen erleiden neun von zehn Patienten während ihrer Krebserkrankung *sehr starke* Schmerzen. Obwohl die modernen Methoden der Schmerztherapie in diesem Bereich enorme Fortschritte ermöglicht haben, gehören Schmerzen im Alltag von Patienten mit bösartiger Erkrankung offensichtlich immer noch zum leidvollen Normalzustand. Psychologen von der Universität Leipzig befragten jüngere Krebspatienten zwischen achtzehn und fünfundvierzig Jahren nach ihrer Lebensqualität, der Belastungssituation, dem Angsterlebnis sowie nach Unterstützungsbedarf, und sie schnitten auch das Thema Kinderwunsch an.[8]

Vierzig Prozent der Befragten litten dauerhaft und belastend an Schmerzen, der überwiegende Teil fühlte sich nachhaltig beeinträchtigt, und etwa die Hälfte der Teilnehmer an dieser Untersuchung gab an, ständig Angst vor neu auftretenden oder zunehmenden Schmerzen zu haben. Das chronische Schmerzerleben hatte einen signifikant negativen Einfluss auf die Zufriedenheit mit der Gesundheit. In dieser Studie zeigte sich – wie auch in manch anderen Untersuchungen –, dass das Management chronischer Schmerzen in Zeiten unserer Hochleistungsmedizin immer noch suboptimal ist. In einer weiteren Untersuchung an 697 Patienten mit bösartigen Erkrankungen gaben etwa dreißig Prozent an, ständig schwere bis sehr schwere Schmerzen zu leiden, und fünfzehn Prozent litten an chronischer Übelkeit. Etwa siebzig Prozent der Teilnehmer an dieser Untersuchung beklagten eine Einschränkung ihrer täglichen Aktivitäten.[9]

Das Fazit all dieser Untersuchungen ist desillusionierend: Trotz großer Fortschritte in der Krebsbehandlung mit neuen Behandlungs- und Operationstechniken ist der Preis für das Überleben nach wie vor hoch. Viele Menschen bezahlen die Rettung vor dem Tod mit chronischem Unwohlsein und Einschränkungen in ihrer Lebensqualität. Das ist sicherlich in der Akutphase einer schwerwiegenden Diagnose demjenigen, der mit dem Überleben ringt, nicht so bewusst. Drang und Wunsch nach baldiger Therapie – um das *Böse* aus dem Leib zu haben – sind hoch, die Zeit danach steht (noch) nicht so sehr im Fokus. Konzepte zur intensiveren Betreuung *nach* akuter Krebsbehandlung, zum Beispiel in Form spezieller Ambulanzen oder einer Telefonhotline, sind wünschenswert und entstehen in ganz Deutschland, die Menschen brauchen fachliche »Kümmerer«, und die Hausärzte arbeiten ohnehin meistens am Limit.

Schmerzen strahlen häufig von ehemaligen (und operierten) Tumorgebieten aus oder von Narben, oder sie sind diffus in Knochen, Gelenken oder im »Bauch«. Typischerweise berichten Tumorpatienten nach einer Chemotherapie auch über Sensibilitätsstörungen und Brennen oder Kribbeln, vor allem in den Extremitäten, oder über Geschmacks- und Geruchsausfälle – Symptome von Nervenschädigungen durch die Chemotherapie. Solche Beeinträchtigungen können extrem belastend sein, wenn der Alltag nach überstandener Behandlung wieder beginnen soll, und manche Krebspatienten empfinden diese Nervenstörungen schlimmer als chronische Schmerzen.

Tag drei nach meiner Stammzelltransplantation, späterer Vormittag. Schwester Rita klopft vorsichtig und tritt ein. Ich habe mich gerade von meinem zehnten Gang auf die Toilette zurückgeschleppt, getrieben vom Gefühl einer vollen Blase (es gibt keinen schöneren und sympathisch-altmodischeren Begriff als *Harndrang* dafür), das Resultat waren allerdings nur einige Tropfen. Ich habe mich in seitlicher Liegestellung eingerichtet und versuche, mein Herzrasen von diesem Ausflug durch ruhiges Atmen zur Verlangsamung zu zwingen. Meine fürsorgliche Helfende fragt mich nach Schmerzen. Ich bejahe. Ein dumpfer, nicht recht fassbarer Angriff sitzt vornehmlich im Kopf, dazu diffuse Knochenschmerzen, ähnlich denen, die man bei Jugendlichen gern als »Wachstumsschmerzen« charakterisiert – nur eben viel stärker. »Welche Zahl?«, fragt sie.

Seitdem es die *visuellen Analogskalen* (VAS) gibt, hat es sich in der Schmerzmedizin eingebürgert, sich kurz und knapp Zahlen zuzurufen. Diese Skalen haben ein Spektrum von 0 (Ich bin absolut schmerzfrei) bis 10 (Ich leide unerträgliche Pein), und schmerzleidende Patienten werden aufgefordert, für sich intuitiv das momentane Level ihres Leidens anzugeben. »Ich bin bei 5« kann somit bedeuten, dass der Befragte momentan einen recht starken Schmerz verspürt, der (noch) nicht ins schwer Erträgliche übergeht, der aber das Wohlsein dennoch erheblich beeinträchtigt. »Irgendetwas zwischen 3 und 6«, muss ich Rita antworten, denn ich weiß es wirklich nicht besser. Der Kopf benebelt, die Konzentration schwach, kann ich bei der Präzisierung meines Schmerzniveaus leider nicht behilflich sein. Wozu auch, mir kann ohnehin keiner helfen, und am liebsten möchte ich mich tief in mir selbst verkriechen.

Es ist bekannt, dass Schmerzen ein individuelles, komplexes und multidimensional bedingtes Ereignis darstellen,[10] und die Erfassung oder Beschreibung von Schmerz muss vielschichtig sein. Schmerzen entziehen sich einer Objektivierung. Die siebzehnjährige Anja stürzt beim Rollerbladen auf das rechte Handgelenk und bricht sich die Speiche (Radius) nahe am Gelenk. Sie gibt in der Notaufnahme des Klinikums eine 8 an, während der zweiundsiebzig Jahre alte Fred – nach einem Sturz mit dem E-Bike mit ähnlichem Verletzungsmuster – kurz flucht und weiterfährt und, nach der VAS gefragt, eine schwache 4 angeben würde. Das Ausmaß von Schmerzen ist eben nicht nur durch die zugrunde liegende Gewebeschädigung bedingt, sondern auch von der Persönlichkeit, der emotionalen und sozialen Stabilität, der allgemeinen körperlichen Verfassung und vor allem von der *bisherigen* Erfahrung mit Schmerzen (»Schmerzgedächtnis«) abhängig.

Eigentlich sind Schmerzen so persönlich und individuell wie Liebeskummer und Todesangst – diese beiden Zustände kann man wohl auch nicht in Zahlen pressen (obwohl es manche versuchen, davon später). Schmerzempfindung und Schmerz(ent)äußerung sind zudem kulturbedingt, diese Tatsache ist in einer multikulturellen Gesellschaft ein ständiger Diskussionsgegenstand in der Community der Schmerztherapeuten. Im kulturellen Umfeld von Familie, Religion, Schule und allgemeiner Alltagskultur werden Menschen unterschiedlich sozialisiert im Wahrnehmen, Verarbeiten und Äußern von Schmerzen. Schmerzmediziner bewerten die Angaben von Mitgliedern bestimmter ethnischer Gruppen unterschiedlich, die Schmerzäußerungen zum Beispiel von gebärenden Frauen aus dem Mittelmeerraum anders als diejenigen zentraleuropäischer Kreißender.[11] Die Frage, ob diese Frauen in der biologischen Ausnahmesituation der Geburt tatsächlich unterschiedliche Ausprägungen von Schmerzen haben, ist wahrscheinlich nicht zu beantworten.

Ein klassisches und viel zitiertes Beispiel für die kulturelle Bestimmtheit von Schmerzen sind die Untersuchungen zum Schmerz der unteren Rückenregion *(low back pain)*. Fünfundachtzig Prozent der Weltbevölkerung werden irgendwann in ihrem Leben mit Rückenschmerzen konfrontiert, und etwa zehn Prozent leiden chronisch darunter. Lang dauernde Rückenschmerzen sind häufig mit Einschränkungen der Lebensfreude, Depression und Arbeitsunfähigkeit verknüpft. Neben der kulturellen Dimension der Intensität und Häufigkeit von Rückenschmerzen gibt es natürlich eine ausgeprägte soziale Seite: Der Pflasterer – den ganzen Tag mit krummem Rücken arbeitend – hat sicher eine andere Gefährdung als der Hochschulprofessor. In einer umfassenden Untersuchung an Jugendlichen verschiedener Länder zum Auftreten von Rückenschmerzen gaben achtundzwanzig Prozent der befragten jungen Menschen aus Polen an, unter Rückenschmerzen zu leiden, während die Häufigkeit in den USA mit knapp fünfzig Prozent erhoben wurde.[12] An diesem Beispiel ist eindrucksvoll gezeigt, dass die Schmerzwahrnehmung und -verarbeitung nicht nur individuelle, sondern auch kulturelle und soziale Dimensionen hat. Damit ist es fast ausgeschlossen – noch so viel Empathie vorausgesetzt –, dass wir die Schmerzen eines anderen wirklich *verstehen* können.

Auf der anderen Seite braucht der Arzt zur Einschätzung und Therapie der körperlichen Pein eines Patienten eine Art von adäquater Erfassung, um die passende Art und Dosis eines Schmerzmittels zu wählen. Hier hat sich die numerische Schmerzskala bewährt, wenn auch nur in einem orientierenden Sinn. Ich zumindest kann Schwester Rita auf ihre Frage »Welche Zahl?« keine Antwort geben. Körperlicher Schmerz und Weltschmerz vermischen sich und sind nicht trennbar. Der Weltschmerz bekommt die Zahl 9 und der körperliche Schmerz die Zahl 4, das bedeutet dann wohl: Die korrekte Antwort für Schwester Rita müsste lauten $(9 + 4) : 2 = 6{,}5$.

Unterschriften und andere Zumutungen

Es ist nachmittags gegen fünfzehn Uhr. Ich bin in die onkologische Ambulanz einbestellt zur Aufklärung und Einwilligung in die Hochdosis-Chemotherapie und Stammzelltransplantation. Ein mir inzwischen besser bekannter und vertrauter Oberarzt führt mich in sein kleines Zimmer. Die Wände sind mit Regalen vollgestellt und quellen nicht nur von Büchern, sondern auch von Akten und Röntgenbefunden über. Ich finde so gerade Platz in einem Besucherstuhl. Es gibt nur eine einzige Position, mittels derer ich am großen Bildschirm des Arbeitsplatzes vorbei einen direkten visuellen Kontakt mit meinem Arzt aufnehmen kann. Ich muss mich leicht verbiegen und kann mich somit fast am Regal anlehnen. Mein mich aufklärender Doktor wirkt anfangs etwas verlegen und erkennbar leicht verunsichert, welche Rolle er einnehmen soll. Das klassische Rollenmodell Arzt – Patient will hier nicht so recht passen. Der Arzt hat es eben nicht nur mit einem »Laien« zu tun, der wegen der Asymmetrie der Rollen (Heilsuchender und Heilgebender) und der anerkannten Expertise des anderen im Normalfall eine empfangende Position einnimmt. Hier ist ein Kollege, der zumindest als »Halbexperte« anzusehen ist und sicherlich andere Anforderungen an das Gespräch stellen wird.

Nach Begrüßung und kurzer Aufwärmkommunikation beginnt mein Gegenüber mit der Beschreibung und der Aufklärung über die zu erwartenden Prozeduren, das damit verbundene Leiden sowie die möglichen unerwünschten Nebenwirkungen oder gar Komplikationen. Natürlich auch über das, was am Ende und als Belohnung für die Qualen stehen soll. Schon in den ersten Minuten der Schilderung der medizinischen Grundlagen für diese Behandlung ertappe ich mich dabei, dass meine Konzentration ein wenig abschweift. Das einfache Grundkonzept der Therapie, nämlich die Zerstörung der bösen Zellen im Knochenmark durch hoch dosiertes Gift – wobei *en passant* fast alle gesunden Zellen mitgenommen werden –, verstehe ich ja noch. Bei den Details – der Beschreibung der einzelnen Zelltypen, deren Funktionen, Angriffspunkt und Interaktion mit den Tumorzellen – kann ich nicht mehr richtig folgen, und das, obwohl ich ja eigentlich Kollege und Sachverständiger bin.

Ich schalte ab und denke im Inneren: »Macht es bitte nur richtig und möglichst ohne Schmerz, ohne Elend, ich möchte so kräftig und lebendig bleiben wie zuvor.« Die Transplantation der eigenen Stammzellen, nachdem das zuvor verabreichte Gift nahezu alles abgeräumt hat und das Knochenmark quasi leer ist, stellt eine hochkomplexe Leistung von Wissenschaft und Natur dar, die durch intensive Forschung der letzten zwanzig Jahre ermöglicht wurde und therapeutisch auf dem Boden unzähliger experimenteller Voruntersuchungen, Anwendungen im Tiermodell und schließlich durch aufwendige Untersuchungen am Kranken als eine der Spitzenleistungen der modernen Medizin eine völlig neue Dimension der Heilung von Blut- und Knochenmarkkrebs eröffnet hat. Ich höre der faszinierenden Beschreibung meines freundlichen und empathischen Kollegen zu, er hat sich gut darin eingefunden, mich zu führen und mir gleichzeitig Augenhöhe einzuräumen. Und doch fehlt es mir an innerer Beteiligung, ich möchte eigentlich nur, dass diese

Aufklärung baldigst vorbei ist und ich das schon vor mir ausgebreitete Einwilligungsformular unterschreiben kann. Ich will nichts mehr hören, muss mir aber noch die möglichen Komplikationen anhören, oder nennen wir es besser das Spektrum der nicht vorhergesehenen Ereignisse, wie ein Flugreisender, der mit einer Mischung aus leiser Angst und vorgeschobenem Desinteresse die von sonoren Flugbegleiterstimmen vorgetragenen Verhaltensmaßregeln im Fall einer Notwasserung zur Kenntnis nimmt.

Die Spannweite möglicher Kollateralschäden meiner Therapie reicht von relativ harmlosem Unwohlsein und Kopfschmerzen über Infektionen und Kreislaufschwächen bis hin zur Schwächung ganzer Organe. Schleimhautschäden in Mund und Verdauungstrakt, Herzrhythmusstörungen, Einschränkungen der Leberfunktion oder ein mögliches Nierenversagen sind im Katalog mit eingepreist. Am Ende steht (theoretisch) die Möglichkeit eines therapeutischen Desasters: Das Knochenmark ist durch die Chemotherapie zerstört, die transplantierten Stammzellen finden den Weg in ihre neue Heimat nicht oder sind zu schwach, um neue überlebenswichtige rote und weiße Blutkörperchen aufzubauen. Hier bleiben einige Fragezeichen, die ein »Und was dann?« unausgesprochen in die Luft malen und zwischen uns beiden nicht weiter ausdiskutiert werden. Es wird schon so weit nicht kommen.

Zum Ende dieser ritualisierten Handlung, ohne die keine medizinische Maßnahme vorgenommen werden darf (Ausnahme: Notfall), wird mir der Kugelschreiber zur Unterschrift gereicht. Ob ich noch weitere Fragen habe?

Nein. Ich unterschreibe. Damit ist dieser Akt erledigt. Der Arzt hat die Einwilligung und darf handeln. Er ist juristisch – nach allgemeiner Vorstellung auch ethisch – legitimiert in seinem Tun und kann loslegen. Der Patient hat zwar nicht alles verstanden, und nicht mal ein *Arzt* als Patient kann eine solch hoch komplizierte Therapieform hinreichend begriffen haben, ohne selbst Krebsspezialist zu sein. Aber er will auch gar nicht alles verstanden haben. Das Wichtigste ist Vertrauen.

Sofort verabschieden wir uns mit einem festen Händedruck und gehen unserer Wege, der eine ins nächste Patientengespräch oder die nächste Besprechung. Der andere macht sich nachdenklich auf den Heimweg, innerlich beruhigt und mit einer handfesten Vertrauensbasis ausgestattet.

Nicht der Inhalt, der mir vorgetragen wurde, sondern die Haltung des Arztes, die Wortwahl und der *Transport* der Botschaften, vermittelt durch Empathie und angemessene Körpersprache, haben mich überzeugt. Ich habe Glück gehabt, einen Arzt meines Vertrauens gefunden zu haben. Ich habe bei Weitem nicht alles verstanden, was in den nächsten Wochen mit mir passiert und was alles schiefgehen kann. Aber ich habe Ehrlichkeit und Offenheit in diesem Gespräch gespürt. Ich bin mir jedoch ziemlich sicher, dass dieses Aufklärungsgespräch (der moderne Ausdruck in Form eines Anglizismus lautet: *informed consent*) eher die Ausnahme denn die Regel im medizinischen Alltag darstellt.

Das innere Ringen über den Umgang mit der Bedrohung

> *Krankheit ist die Nachtseite des Lebens, eine eher*
> *lästige Staatsbürgerschaft. Jeder, der geboren wird,*
> *besitzt zwei Staatsbürgerschaften, eine im Reich*
> *der Gesunden und eine im Reich der Kranken.*
>
> Susan Sontag,
> *Krankheit als Metapher*

Gelassenheit oder Gleichgültigkeit? Worin liegt der Unterschied?

Gelassenheit (Ge-lassen-heit) ist ein wunderbares Wort. Wohl dem, der die Tugend der Gelassenheit beherrscht. Sowohl als Arzt als auch als Patient. Innere Ruhe, auch Gemütsruhe genannt, eine innere Einstellung und das Wissen um die Fähigkeit, in unvorhergesehenen, bedrohlichen oder zumindest schwierigen Situationen eine ausgeglichene Haltung einzunehmen, sind die Basis für Gelassenheit. Demnach wären Stress und Aufgeregtheit der Gegenentwurf. Mit der Diagnose einer bösartigen Erkrankung stellen sich aber unweigerlich innere Aufgeregtheiten ein. Es hat sich ein Markt mit einer unübersehbaren Zahl an Techniken zur Förderung der Gelassenheit, der inneren Stärkung entwickelt, mit hilfreichen Gesprächsangeboten, Yogaübungen oder Meditationsverfahren, die dem bedrohlich Erkrankten mit mehr oder weniger ausgeprägter Seriosität offeriert werden. Die so gewünschte Gelassenheit findet man allerdings kaum in diesen Angeboten. Im Gegenteil, auch in diesem, mittlerweile fast industrielle Züge annehmenden Zweig des Gesundheitsmarktes wird häufig unter der Überschrift »Dem Krebs trotzen« wieder die pseudomilitaristische Denkweise aufgetragen, als ob man vom Afghanistaneinsatz traumatisierten Soldaten eine Behandlung ihrer posttraumatischen Belastungsstörung anbietet – nur dass man in diesem Fall eben dem Tumorpatienten ein zufriedenes Leben *trotz* Krebs verspricht.

Nach meinem Erleben ist es nicht so einfach mit der so leichthin geforderten Gelassenheit. Ich habe auch in verschiedenen Phasen meiner chronischen Erkrankung immer nach einem sorgfältigen und gut begründeten Unterschied zwischen *Gelassenheit* und *Gleichgültigkeit* gesucht (und bisher nicht so richtig gefunden). Wenn Gelassenheit ein Ausdruck innerer Ruhe ist und Gleichgültigkeit als ein Wesenszug der Teilnahmslosigkeit und des inneren Unbeteiligtseins beschrieben wird, und aber Gelassenheit als etwas Positives, als eine positive Grundhaltung gemeinhin gilt, während Gleichgültigkeit mit negativem Vorzeichen besetzt ist – dann ist für mich nicht sofort ersichtlich, in welcher Nuance oder in welchem Detail hier der Unterschied liegt. Ein Schwerkranker kann und wird niemals unbeteiligt sein gegenüber dem, was ihn angefallen hat. Er kann sich möglicherweise eine innere Ruhe erarbeiten, aber die feine Grenze zwischen der »ausgeglichenen Haltung« bei einem Krebsleiden und der inneren Distanzierung, die dann gern in eine Verdrängung umschlägt, erscheint mir künstlich und nicht eindeutig. Die Predigt der unbedingten Gelassenheit ist nicht nur oberflächlich und – vor allem von denen, die nicht betroffen sind – gut meinend und schnell dahingesprochen, sie ist auch nicht wahr. Ich habe in den Jahren meiner akuten Bedrohung, die dann in eine chronische Gefahrenlage übergegangen ist, keine vollkommene Gelassenheit erlernt und auch gar nicht erlernen wollen. Persönliche Betroffenheit lässt sich durch Einüben in Gelassenheit nicht wegwischen. Das Betroffensein meines Ichs ist Bestandteil meines Lebens geworden. Ein Ausradieren wäre eine unzulässige Verfälschung meiner durch das Erkrankungsschicksal geprägten Persönlichkeit. Es gibt keine Gleichgültigkeit vor dem Abend einer erneuten Laborkontrolle, in der ein mögliches Wachstum oder besser die gelungene Kontrolle der Tumorzellen überprüft wird.

Ich sehe den so intensiv propagierten Begriff der Gelassenheit in Broschüren kritisch und mit Argwohn. Können sie Krebskranken wirklich Tipps zur Bewältigung geben? Ich habe durchaus kein ausgereiftes Konzept für den »richtigen« Umgang mit einer körperlichen Bedrohung durch ein Tumorwachstum. Aber eines ist mir in den letzten Jahren klar geworden: Die mit intensiven Gelassenheitsübungen in den Fokus genommene innere Ruhe und deren Fortschreibung in der Verdrängung kann nicht die Lösung zur »gereiften« Krebspersönlichkeit sein. Aber die von ununterbrochenen Krebsfantasien und gedanklichen Zwängen überstrahlte Persönlichkeit, die sich dem Tumorgeschehen als innerer Sklave vollkommen hingibt, wird ebenfalls nicht die Krankheit als Chance nutzen. Es hilft nichts: Das andere, das Fremde, das meine Gesundheit infrage stellt, es ist da, und es soll auch wahrgenommen werden. Es ist ein Teil von mir geworden. Die Ausblendung beziehungsweise der Versuch der Ausblendung würde zur Unterdrückung führen und die Reifung der Persönlichkeit behindern. Die richtige Balance zwischen der Akzeptanz eines »bösen« und eines »gesunden« Teils in mir zu finden, ist zugegebenermaßen schwierig und nicht nur durch Meditation, Yogakurse oder Stuhlkreisgespräche zu erreichen. Ich habe mir eine Übung antrainiert beziehungsweise bin noch im ständigen und fortgesetzten Training: *Ein Mal* am Tag erlaube ich mir einen Gedanken an meine Erkrankung. Jeder weitere gedankliche Besuch wird gestoppt durch bewusstes Unterbrechen. Ich zähle bis drei und schalte auf eine andere Gedankenwelt um (Versorgung meiner Bienen, Vorbereitung des Studentenunterrichts oder ein kreatives Abendessen für die vegetarische Tochter). Das klappt meistens, aber nicht immer.

Jeder Mensch hat seine eigene Weise, mit Gefahren für Leib und Leben umzugehen. Die Gesundheitskultur möchte bestimmten definierten Gruppen von Menschen (neuerdings hat sich der Terminus »Risikogruppen« durchgesetzt) ein paar Überlebensratschläge an die Hand geben. Dies schlägt sicher fehl und ist aus meiner Sicht auch nicht förderlich. Der Lernprozess des Umgangs mit dem Spiegel der Endlichkeit, der einem mit einer solchen Erkrankung vorgehalten wird, kann nicht auf der Yogamatte oder in der Krebs-Laufgruppe erlernt werden. Er bleibt ein inneres Ringen mit sich selbst, vielleicht noch im Austausch mit seinem Partner oder seinem Therapeuten in einem ernsthaften Diskurs.

Mein Ich und mein Körper

Das Bewusstsein von mitbewohnenden bösen Zellen im eigenen Leib beeinflusst das Ich. Eine restliche Ansammlung hartnäckiger übelwollender Zellen verbleibt auch nach chemotherapeutischer Behandlung in meinem Knochenmark, ihre Aktivität wird regelmäßig durch Blutkontrollen beobachtet. Sie sind ständig da, und solange sie keinen Unsinn durch unkontrolliertes Wachstum anstellen, muss ich sie als Mitbewohner akzeptieren.

Ich denke nicht ständig an sie und will sie auch nicht durch übermäßige gedankliche Aufmerksamkeit zur Wichtigtuerei ermuntern. Aber sie sind da und schwirren in manch nachdenklicher Stunde im Kopf herum. Auch Operationsnarben, Bestrahlungsschäden oder dem Tumor zum Opfer gefallene und chirurgisch entfernte Körperpartien nagen an der Selbstakzeptanz von Krebspatienten. Bekanntlich ist ja die Zufriedenheit und Übereinkunft mit der eigenen Körperlichkeit – bei Pubertierenden scheint dieser Punkt einen Großteil ihres Denkens einzunehmen – selbst bei Gesunden kein Selbstläufer. Wir schlagen uns doch alle ständig mit einem Ausbalancieren zwischen Ablehnung und Akzeptanz herum, wenn wir an uns herunterschauen oder uns im Spiegel betrachten. Kritik an irgendwelchen Ecken, Rundungen, Nasenverläufen oder, seltener, Wohlgefallen an Muskelpartien oder vollem Haupthaar.

Der Psychiater und Neurologe Arnold Pick prägte 1908 den Begriff *Körperschema* als die »Orientierung am eigenen Körper« und die Vorstellung über den Körper. Körperschema beschreibt eine Wahrnehmung der eigenen leiblichen Identität, die natürlich – neben der biologischen Ausstattung – von lebensgeschichtlichen, kulturellen und gesellschaftlichen Einflüssen bestimmt wird. Der Philosoph Karl Jaspers fand, für den anthropologisch-nüchternen Begriff Körperschema sei besser der Terminus *Leibbewusstsein* zu verwenden.

Nach Operation, Chemo- oder Strahlentherapie ist das Leibbewusstsein nachhaltig verändert – häufig ein Leben lang. Sich zurechtzufinden im und mit dem neuen Leib bedeutet eine Herausforderung. Eine veränderte Brust, eine große Narbe über den Bauch, dies zu akzeptieren und nicht als *Entstellung* zu empfinden, besagt nicht nur, dass die Dankbarkeit fürs Überleben sehr intensiv sein muss. Hier müssen auch Familie, Freunde und letztlich die Gesellschaft eine Stigmatisierung vermeiden. Auch die Rede vom *Kampf* gegen den Krebs, der gewonnen wurde, ist für den, der eine solche Behandlung überlebt hat, nicht hilfreich. Es hat sich wahrscheinlich noch kein Soldat, der verwundet aus einer Schlacht heimgekehrt ist, wie ein glücklicher neuer Mensch gefühlt, denn psychische und körperliche Traumen werden unvergesslich bleiben. Dankbarkeit ja, diese Haltung, gemeinsam mit einem neuen und angepassten Leibbewusstsein, ist auch für Tumorpatienten förderlich. Insofern ist nach meinem persönlichen Erleben ein genereller Verzicht auf Kriegsmetaphern im Zusammenhang mit dem Krebs für Ärzte und Patienten eine Entlastung. Er nimmt die martialische Überlast und hilft uns allen durch die Versachlichung zu einem befreiten und objektiven Umgang mit dieser besonderen Erkrankungsform.

Der Arzt – Rollen und Funktionen auf dem Prüfstand

Wenn einer so ins Gespräch gekommen ist,
wie wir uns auch sonst miteinander im Gespräch
verständigen, dann regen wir wieder den beständigen
Ausgleich von Schmerz und Wohlbefinden an und
die sich immer wiederholende Erfahrung der Wiederfindung
der Balance. So ist es das Gespräch, das in der Spannungs-
situation zwischen Patient und Arzt hilfreich werden kann.

Hans-Georg Gadamer,
Über die Verborgenheit der Gesundheit

Der Arzt – (zu) hohe Rollenerwartungen?

Das Arztsein ist mit einem hohen Erwartungsdruck seitens der Bevölkerung verknüpft. Friedrich Nietzsche schrieb einmal die euphorischen, vom Geist der Aufklärung durchfluteten Zeilen: »Es gibt keinen Beruf, der eine so hohe Stellung zuließe, wie derjenige des Arztes ... ein guter Arzt bedarf jetzt der Kunstgriffe und Kunstvorrechte aller anderen Berufsklassen: so ausgerüstet ist er dann imstande, der ganzen Gesellschaft ein Wohltäter zu werden, durch Vermehrung guter Werke, geistiger Freude und Fruchtbarkeit, durch Verhütung von bösen Gedanken, Vorsätzen, Schurkereien (deren ekler Quell so häufig der Unterleib ist) ... durch wohlwollende Abschneidung aller sog. Seelenqualen und Gewissensbisse: so erst wird aus einem ›Medizinmann‹ ein Heiland …«[1] Die Ärzteschaft kann froh sein, dass diese Worte nicht als Präambel Eingang in die Bundesärztekammer gefunden haben.

Dennoch kommt offensichtlich die Beschreibung der Rolle des Arztes nicht ohne ein gewisses Pathos aus. Die Deklaration von Genf des Weltärztebundes verzichtet mit ihrem ärztlichen Gelöbnis (letzte Fassung von 2017[2]) zwar auf die Dimension Nietzsches. Aber immerhin muss der Arzt hierin »feierlich gelobe(n), mein Leben in den Dienst der Menschlichkeit zu stellen« und »die Gesundheit und das Wohlergehen meiner Patientin oder meines Patienten mein oberstes Anliegen sein« zu lassen. Während die Beachtung der Würde des Hilfesuchenden und die Behandlung aller Menschen – ungeachtet von Herkunft, sozialer Stellung, Glaubensrichtung oder anderer Faktoren – ohne Zweifel gut akzeptable Ziele ärztlichen Handelns darstellen, schimmert bei der Formulierung »Ich werde die Ehre und die edlen Traditionen des ärztlichen Berufes fördern« schon wieder eine gewisse besondere, wertend aufgeladene Rollenzuweisung durch. Ich hatte mein gesamtes Berufsleben viel Freude am Arztberuf, aber immer auch leise Zweifel (oder besser: Überforderungsgefühle) mit einer derart hoch aufgehängten und zur Idealisierung neigenden Rollenzuschreibung meiner Tätigkeit. Wie geht es Kollegen oder jungen Studierenden damit?

In jedem Jahr aufs Neue streben viele junge Menschen das Studium der Medizin an, sie nehmen dafür nicht nur die hohe Disziplin zur Erlangung eines Einser-Abiturs auf sich, sondern unterziehen sich monatelangen Übungen von Medizinertests, um unter mehreren Tausend Teilnehmern am Ende zu den besten fünf Prozent (!) zu gehören und damit durch Verbesserung des Abiturschnittes die Chance auf einen heiß begehrten Studienplatz zu erhöhen. Warum eigentlich? Was macht das unglaubliche Faszinosum des Arztseins aus? Wir unterstellen mit dieser Frage, dass für den weit überwiegenden Teil der Studierwilligen ein hoher Verdienst *nicht* die entscheidende Rolle spielen dürfte, haben sich doch in den letzten Jahren die Anteile von Berufsbelastung, Stress und Zeitaufwand im Vergleich zum Verdienst ziemlich zuungunsten von Letzterem verschoben. Ich diskutiere in meinen Seminaren mit Medizinstudierenden, die sich etwa in der Mitte des Studiums befinden, ausgiebig ihre Erwartungen an ihre zukünftige Rolle und die Vorstellungen vom Arztberuf. Interessant ist, dass häufig noch unscharfe und idealisierte Erwartungen eines unmittelbaren Helfens und Heilens des Rat suchenden Patienten vorliegen und der raue Alltag von streng getaktetem Zeitmanagement, überbordenden Administrationstätigkeiten oder Überbeanspruchung noch weit entfernt ist.

Der Medizinethiker Giovanni Maio hat die moderne Rolle des Arztes wie folgt beschrieben: Der Arzt soll Berater, Helfer, Freund, Techniker und Partner sein, kurzum ein Idealtypus, der die moralische Integrität des Arztes und das Angewiesensein des Kranken auf Vertrauen in den Vordergrund stellt.[3] In letzter Zeit kommt noch eine neue Facette des Arztseins hinzu: Im modernen, medienvermittelten Bild soll der Arzt auch zunehmend »Kundenbetreuer« werden. Der Patient würde somit zum Kunden, der zum Zweck einer Dienstleistung (= Wiederherstellung der Gesundheit) mit dem Arzt einen Dienstvertrag abschließt. In der öffentlichen Wahrnehmung und im Mainstream beginnt sich zunehmend diese Rollenzuschreibung durchzusetzen, womit sie sich eklatant von der traditionellen Vorstellung und Position des Arztes als erfahrenen Heilers entfernt, der mittels seiner »Kunst« seine Patienten stützt und stärkt, aber auch unangenehme Wahrheiten über einen riskanten Lebensstil, unklare Prognosen oder über die Endlichkeit des Daseins bereithält und gelegentlich den Hilfe suchenden Leidenden einen Spiegel vorhalten muss. Ein wesentliches Merkmal des Verhältnisses zwischen dem Arzt und dem »Kunden« (in manchen Publikationen zur modernen Medizin wird der Begriff des Kunden noch zum *Klienten* gesteigert) ist die *Zufriedenheit* des Kunden mit dem Produkt. Es setzt sich derzeit ein wenig die Vorstellung fest, dass bei Unzufriedenheit des Erhalts der Ware *Gesundheit* der Kunde das Recht habe, den Arzt zu kritisieren (oder ihn zu verklagen). Obwohl Gesundheitsökonomen gern mit dem Begriff des Kunden im Medizinbetrieb spielen, wehrt sich ein großer Teil der Ärzte gegen diese Umfärbung der Arzt-Patient-Beziehung, und auch die meisten Patienten wollen nicht als Kunden behandelt werden.[4]

In der Zange zwischen Kommerz und Humanität

Die Ökonomisierung der ärztlichen Tätigkeit und die Kommerzialisierung des Medizingetriebes sind so weit vorangeschritten, dass der ursprüngliche Auftrag des Heilens nach und nach verloren zu gehen droht.[5] Um gleich einem Missverständnis vorzubeugen: Handeln nach *öko-nomischen* Prinzipien als eine grundsätzliche Orientie-rung an den Kriterien der Effektivität ist auch und gerade im Gesundheitswesen eine gesundheitspolitische und ethische Notwendigkeit. Ressourcen und spezialisierte Arbeitskräfte für Diagnostik- oder Therapieverfahren aufzuwenden, die keinerlei wissenschaftlicher Evidenz standhalten können, ist nicht gerechtfertigt. *Kommerzia-lisierung* hingegen bedeutet, das Gut Gesundheit zur Handelsware nach den Gesetzen von Profit und Mehr-wert umzugestalten. Hierdurch mögen die moralischen Grundlagen ärztlichen Handelns verschwimmen oder sind in Gefahr abhandenzukommen. Im klinischen Alltag kann sich eine zunehmende Spannung zwischen Kom-merzialisierung und Humanität in »Gewitterfronten« entladen, wenn Chef- oder Oberärzte mit Verwaltungs-leitern in Konflikt geraten.

Ich geriet als Oberarzt häufiger in eine solche Klemme. Ein bestimmtes Szenario wiederholte sich: Alle Betten unserer operativen Intensivstation sind bereits mit schwer kranken Patienten belegt, als ein Anruf von der Notauf-nahme eingeht, dass ein schwer verunfallter Autofahrer (Polytrauma) primär versorgt wird an Becken- und Un-terschenkelfraktur, er hat eine Lungenquetschung erlitten und wird künstlich beatmet. Ein Intensivbehandlungs-bett wird dringend benötigt. Rasche Strategiebesprechung mit Ärzten und Pflegeleitung an unserem Intensivstütz-punkt. Alle Patienten werden durchgegangen auf poten-zielle Verlegungsfähigkeit auf Normalstation, um ein Bett frei zu machen. Meine zaghaften Vorschläge erhalten bei den Pflegenden – nicht ohne Grund – kein Gehör: Herr

M. zum Beispiel benötigt noch intensive Überwachung, der Blutdruck schwankt zu stark. Die alte Dame B. hat nach Schenkelhalsfraktur und Operation eine Lungenentzündung entwickelt, sie benötigt viel Sauerstoff, das ist auf einer normalen Pflegestation nicht zu gewährleisten. Ein Patient ist im Sterbeprozess, unser Anspruch an eine würdevolle Begleitung gebietet es, diesen Patienten im Schutze unserer Station gut sterben zu lassen und ihn nicht durch hektische Verlegung in unser Tagesgeschäft einzubeziehen. Es bleibt also nur ein Ausweg: die Überbelegung durch die Bereitstellung eines zusätzlichen Bettes mit Beatmungsgerät. Es erfolgt ein klarer Protest von den Pflegenden, berechtigterweise, sie sind wegen zweier Krankmeldungen ohnehin am Limit. Auch die Ärzte haben – vor allem nachts – ein übervolles Arbeitspensum und sind nicht begeistert von meiner Idee.

Ich versuche mit sachlichen Argumenten und klarer Ansage die Gemüter zu beruhigen. Der angekündigte Patient *muss* akut aufgenommen werden, dies geht nur durch *Über*belegung, wenn wir nicht durch zu frühen Transfer auf die Normalstation einen unserer anderen Patienten gefährden wollen. Ich verspreche, dafür am nächsten Morgen durch Verlegung und Steuerung des OP-Programms die Bettenzahl so zu reduzieren, dass wieder ein ausgewogener Betreuungsschlüssel hergestellt wird. Mit diesem Kompromiss machen sich alle wieder – mehr oder minder zähneknirschend – an die Arbeit, der verunfallte Patient wird aufgenommen und hält die Mannschaft über Nacht wegen einer lebensbedrohlichen Verschlechterung der Lungenfunktion und einer massiven Blutung in Atem.

So bestimmen die zunehmend komplexen Rahmenbedingungen der modernen Medizin das Handeln: Ich denke, auf allen Ebenen, von der Arztpraxis über das Krankenhaus bis zur Rehaklinik, werden täglich logistische Meisterleistungen vollbracht und das nahezu Unmögliche ermöglicht, um die schmale Balance zwischen maximaler (und teilweise Kommerz-getriggerter) Leistungsausbeute und Verwirklichung einer humanen Medizin zu halten. Wie geht diese Entwicklung weiter?

Der rebellische Sohn wird Doktor

Ich hatte in mir lange eine Weigerung, die Rollenzuschreibung des Arztes nach innen und außen anzunehmen. Sollte ich den Beruf des Anästhesisten deshalb gewählt haben, weil er die Möglichkeit gibt, sich den ganzen Tag in ungestylter Funktionskleidung zu bewegen? Ich kann auch nicht ausschließen, dass meine anfängliche Schwierigkeit, mich an die Arztrolle anzupassen, mit meinem Elternhaus, einem streng religiösen Arzthaushalt, zusammenhing. Vater und Mutter traten zu allen Tages- und recht vielen Nachtzeiten immer in formvollendeter Kleidung auf. Der Vater, Allgemeinmediziner, wurde von sieben Uhr in der Früh bis abends um neun *nie* ohne frisch gestärkten Kittel, weißes Hemd mit Krawatte, weiße Hose und weiße Schuhe gesehen. Da auf seinen Wunsch das Mittagessen gemeinsam eingenommen wurde – die Praxis befand sich im Erdgeschoss meines Elternhauses, die Familie wohnte darüber –, es aber nie vorhersehbar war, wann die Vormittagssprechstunde zu

Ende ging und somit mit seinem Erscheinen bei Tisch zu rechnen war (irgendwann zwischen dreizehn und fünfzehn Uhr), trieb ich mich nach dem Gymnasium mit knurrendem Magen in der Stadt herum (wenn das Knurren zu laut wurde, musste eine Portion Pommes hinein). Am Mittagstisch selbst langweilte ich mich zu Tode, in Gedanken bei meiner Peergroup oder sich gerade anbahnenden Flirts, während der Vater sich lautstark über schwierige Patienten ausließ und die Mutter geduldig zuhörte. Auch am Wochenende erschien der Vater zum Frühstück mit Hemd und Krawatte, ich hingegen konnte von meinem Che-Guevara-T-Shirt nicht lassen, denn ein laues Lüftchen der Studentenbewegung hatte auch unsere Kleinstadt erreicht (und sogar ein wenig aufgeschreckt).

Hier bahnte sich ein Konflikt an: auf der einen Seite der perfekt seine Rolle verkörpernde und von seinen Patienten geliebte Hausarzt und Vater, auf der anderen der in der ausgehenden Pubertät suchende und geistig mäandernde Sohn, im Altsprachlichen Gymnasium reichlich mit Latein, Altgriechisch und Philosophie befüllt und von einer Sympathie für Rudi Dutschke ergriffen.

Auf dem Boden dieser oft lautstark geführten Reibung zwischen den Generationen war die Entscheidung zum Medizinstudium durchaus ambivalent, und diese Ambivalenz zog sich durch die nächsten Jahre; ich habe die Philosophie und kritische Reflexion nie aufgegeben. Auch der Start ins Berufsleben mit der Übernahme der Arztrolle verlief durchaus holprig, wobei ich mein gesamtes Berufsleben über Funktionen und Rollen im Gesundheitswesen nachgedacht habe. Durch den Wechsel meiner Rolle vom Arzt zum Patienten ergaben sich weiterhin genügend Gelegenheiten für solche Reflexionen.

Als ich mich 1979 mit der frisch gedruckten ärztlichen Approbation in der Tasche an einer internistischen Klinik ins Arbeitsleben stürzte, war mir die Rollenerwartung noch sehr fremd. Zwar verliehen mir der weiße Kittel und das umgehängte Stethoskop eine gewisse äußere Zuschreibung. Aber der noch aus den wilderen Zeiten hinübergerettete Dreitagebart, der schlabbrige Pulli und die Jeans unter dem Kittel schienen meiner Arzterscheinung dermaßen abträglich zu sein, dass der Chefarzt mich zu einem Gespräch unter vier Augen in sein schickes Büro bat – vorbei an der Sekretärin, die in einem Outfit imponierte, das entfernt an ein Lufthansakostüm erinnerte –, in dessen Verlauf er mir eine klare Kleiderordnung mitteilte.

Arzt und Patient: Sprechen sie eine gemeinsame Sprache?

In einer Gesellschaft, die von ständigem Wandel gekennzeichnet ist, unterliegt natürlich auch die soziale Rolle des Mediziners erheblichen Veränderungen. Versteht man unter *Rolle im sozialen Kontext* die Erwartungen, Werte und Handlungsmuster, die vom Rollenträger verlangt werden, dann haben sich in Bezug auf den Arztberuf erhebliche Wandlungen vollzogen. Der Arzt ist nicht mehr in der Rolle des »verantwortungsvollen Alleinentscheiders«,[6] sondern wird zunehmend zum partizipativen Berater des Heilsuchenden. Wenn sich ein Kranker um die

Hilfe eines anderen Menschen bemüht, treten beide in eine Wechselbeziehung, und diese entwickelt sich zum (zunehmend komplexer werdenden) Verhältnis zwischen Arzt und Patient.[7] Darüber hinaus hat der Philosoph Peter Sloterdijk auf Folgendes hingewiesen: »Der Arzt ist nicht mehr nur Partner in der Krankheit, er ist Partner in meinem Anspruch auf Selbststeigerung« und »dass er sich mehr und mehr für den Menschen auf dem Weg von der Gesundheit zur Hypergesundheit interessiert«.[8] Eine weitere wesentliche Änderung der letzten Jahrzehnte ist die Tendenz zur zunehmenden Verrechtlichung der Arzt-Patient-Beziehung. Viele Ärzte scheuen – obwohl sie bei einem Patienten am Ende des Lebens nach *bestem Wissen und Gewissen* keinen Erfolg ihrer Maßnahmen mehr erwarten – juristische Folgen, wenn sie auf eine nicht mehr sinnvolle und angemessene Therapie verzichten. Ich habe während meiner vielen Jahre in der Intensivmedizin häufig mit solchen Unsicherheitsphänomenen zu tun gehabt.

In die Arztrolle muss man hineinwachsen, und wie in so manch anderen Bereichen des Lebens gelingt dies, wenn man sich an Vorbildern orientieren kann. Ich hatte das Glück, bei fachkundigen und menschlich reifen Chefs zu arbeiten und mir manches abschauen zu können. Die Tatsache, dass in den letzten Jahren sehr viele Ärzte über eine berufliche Unzufriedenheit klagen und nur etwa vierzig Prozent der Ärzte in Kliniken ihre Arbeitsbedingungen als gut oder sehr gut bezeichnen,[9] hat sicherlich nicht nur mit der zunehmenden Arbeitsbelastung zu tun. Ärzte schwanken zwischen Allmachtsfantasie und Selbstzweifel, die Gesellschaft kommt ihnen dabei entgegen, indem sie einerseits Wunder erwartet und andererseits schnell Enttäuschung zeigt, wenn diese Wunder nicht uneingeschränkt und zeitnah eintreten.

In der Intensivmedizin wurde ich immer wieder mit dieser Erwartungshaltung konfrontiert: das Unmögliche möglich zu machen und den schwerst verletzten Ehemann wieder *komplett* herzustellen oder die sechsundachtzigjährige Großmutter, lebensbedrohlich geschwächt von einem Darmverschluss, geheilt und munter in die Familie zurückzugeben. Diese Ansprüche zurechtzurücken, Hoffnung und Realismus zu verbinden, Empathie walten zu lassen und gleichzeitig die Würde des mir anvertrauten Patienten im Auge zu behalten – keine leichte Aufgabe, die viel Kraft gekostet hat. Die *Rolle,* die ich hierbei *spielen* musste, war – wie in einer Schauspielschule – hart erlernt. Mir wurde klar, dass allein durch ein freundliches Wesen und sympathisches Auftreten die hohen Ansprüche an eine moderne Arztrolle in der Hochleistungsmedizin nicht auszufüllen sind, es gehört einfach deutlich mehr dazu.

Die Begegnung zwischen Patient und Arzt kann man sicherlich als ein klassisches Paradigma einer »verdichteten« Interaktion zwischen zwei Akteuren mit unterschiedlichen Rollen bezeichnen: dem Heil*suchenden* und dem Heil*spendenden.* Der amerikanische Soziologe Erving Goffman wurde als bedeutender Vertreter einer interaktionistischen Soziologie mit dem Buchtitel *Wir alle spielen Theater* berühmt.[10] Er postulierte darin, dass wir alle – bei jeder Begegnung mit anderen *face to face* – bewusst oder unbewusst Rollenfunktionen übernehmen. Dies sei wichtig, um in unserer komplexen Welt klare

Signale auszusenden und den Kommunikationspartnern Sicherheit zu vermitteln, um den Austausch unter Kontrolle zu halten. Goffman nannte diese Einnahme von Rollen das Herstellen einer *Interaktionsordnung*. Er betonte besonders die Bedeutung der Körperlichkeit: »Wenn zwei Menschen sich begegnen, begegnen sich zuallererst zwei Körper; die Wahrnehmung des anderen Körpers, das Wahrgenommenwerden des eigenen Körpers … haben unmittelbaren Einfluss auf Beginn und Fortgang der Interaktion.«[11] Der Mensch kann zwar aufhören zu sprechen, »er kann aber nicht aufhören, mit seinem Körper zu kommunizieren; er muss damit entweder das Richtige oder Falsche sagen; aber er kann nicht gar nichts sagen«.[12] Die körperliche Präsenz des Arztes – keiner, der je ärztlichen Rat aufgesucht hat, wird bezweifeln, dass dieser Eindruck, neben der Art und Weise des Sprechens und der Mimik, einen großen Einfluss auf das Gefühl von Vertrauen und die Annahme der eigenen Hilfsbedürftigkeit hat. Die Art und Weise, wie der Arzt im digitalen Zeitalter und unter Zeitdruck seine Begegnung mit dem Patienten arrangiert beziehungsweise arrangieren muss, sieht zumeist wie folgt aus: Die Blicke von Patient und Arzt treffen sich am Rand eines großen Computer-Bildschirms, oder der Röntgenarzt begrüßt den zu Untersuchenden, während dieser sich bereits halb entblößt auf der Liege der Computertomografie befindet.

Als ich meine Laufbahn als Intensivmediziner begann, beobachtete ich häufig folgendes Szenario: ein schwer kranker Patient im Intensivbett, sediert und beatmet, umstellt von Respekt einflößenden technischen Geräten, Nierenwäsche, Spritzenpumpen. Die sichtbar eingeschüchterte Ehefrau blickt ängstlich auf ihren Ehemann, dessen so vertraute Gesichtszüge durch Beatmungsschlauch und über die Nase eingeführte Ernährungssonde verfremdet sind. Sie wirkt unsicher, traut sich kaum, die Hand ihres Gatten zu nehmen, und kann sich – trotz Aufforderung des neben ihr stehenden Arztes – nicht in den bereitstehenden Plastikstuhl setzen. Sie wirkt versteinert und ist verstummt, obwohl sie sicherlich viel zu fragen hätte. Es brummt und zischt leise von der Beatmungsmaschine, vom Flur dringen über die halb geöffnete Tür Gespräche der Pflegenden herein. Der Mediziner spricht mit leiser Stimme zu ihr, er steht halb hinter ihr, beide schauen auf den Patienten. Er versucht, die Situation der schweren Sepsis zu beschreiben, die mehrere Organe befallen hat. Er schildert die Aufgabe der verschiedenen technischen Geräte von der künstlichen Beatmung über die Nierenwäsche bis zur kontinuierlichen Kreislaufstützung durch Medikamente. Er versichert, dass *alles getan werde* und ihr Mann *sich in besten Händen befände,* und doch sehe ich eine anhaltende Versteinerung im Gesicht der Ehefrau. Dieser Rahmen ist nicht der richtige für einen Austausch über Themen, die tief in unser Menschsein und in unsere Existenz hineinführen. *Wann, wenn überhaupt, bekomme ich meinen Mann wieder, so wie er mir in all seinen Schwächen und Stärken in den letzten dreißig Jahren vertraut geworden ist?* Diese Frage steht im Gesicht der Frau, und ein geziemender Umgang mit dieser Urfrage aller mitleidenden Menschen kann nur in einem angemessenen Rahmen erfolgen.

Ich habe mir im Laufe meines Berufslebens vorgenommen – und bin durch meine *Rolle rückwärts vom Arzt zum Patienten* darin grundsätzlich bestärkt worden –, für den Austausch zwischen Arzt und Familienmitgliedern eines Schwerkranken einen anderen Raum zu schaffen, einen, der dem Ideal einer *humanen* Medizin zumindest näherkommt. Als ich die Leitung der Station übernahm, konnte ich mit Unterstützung des Verwaltungsdirektors durch Umbaumaßnahmen zwei Angehörigen-Besprechungszimmer einrichten.

Ich erstellte für mich einen Leitfaden für die Begegnung und das Gespräch mit Familien und den unseren Patienten vertrauten Menschen – wohl wissend, dass auch ein von Erving Goffman so treffend bezeichnetes *Körpermanagement* einen großen Einfluss auf eine gelungene Interaktion ausübt. Rat und Auskunft Suchende wurden an der Eingangstür zur Station empfangen (der Handschlag steht derzeit unter kritischer Beobachtung, es geht aber durch freundliches Zunicken auch ohne) und ins Besprechungszimmer geführt. Nach dem Anbieten eines Platzes, gegenseitigem Vorstellen und der Nachfrage nach dem akuten Befinden wurden behutsam und in einer für den Laien verständlichen Sprache – und unter ständiger Rückversicherung, ob das Gesagte auch verstanden wurde – die wesentlichen Fakten von Diagnose und Therapie erläutert und der oder die Gesprächspartner schließlich ermuntert, Fragen zu stellen. Mit einem wohldosierten (!) Maß an Empathie waren diese Gespräche für die Angehörigen stützend und vertrauensbildend – viele haben mir das später bestätigt. Auch die – behutsam angebrachte – Wahrheit wird in einer solcherart beschützenden Atmosphäre akzeptiert.

Die Entwicklung dieser Rolle als gesprächsführender

Intensivarzt fällt einem nicht in den Schoß – die Rolle ist anstrengend, gelingt auch nicht immer, und die Überzeugungsarbeit bei den Kollegen, sich diesem Konzept anzuschließen, war ebenfalls nicht immer erfolgreich. Als Patient mit einer unberechenbaren und manchmal sprunghaft ausbrechenden Erkrankung war ich immer dankbar für solche Begegnungen mit meinen Ärzten. Ich hoffe, dass durch eine Bewusstwerdung der Bedeutung der unmittelbaren Begegnung zwischen Arzt und Patient die Humanisierung der Medizin erhalten oder zurückgeholt werden kann. Es wird mir zunehmend klar: Das Arzt-Patient-Verhältnis kann nicht symmetrisch sein und soll es auch nicht. Die wichtigste Basis ist Vertrauen. Dies wächst durch gute Kommunikation.

Diese wohl provokative und gegen den Mainstream gerichtete These möchte ich begründen: Die Gespräche mit den Angehörigen meiner Patienten auf der Intensivstation verliefen häufig folgendermaßen: Ich stellte mich und mein Team vor, drückte mein Mitgefühl für die schwierige Situation des Ehemannes, der Mutter oder der Kinder des schwer Erkrankten aus und begann mit einer möglichst laienverständlichen Erklärung (eine hohe Kunst für einen medizinischen Profi!) der Art der Erkrankung und der von uns eingeleiteten intensivmedizinischen Maßnahmen. Künstliche Beatmung: Über einen in die Luftröhre geleiteten Plastikschlauch wird mit von einer Maschine erzeugtem Druck Luft, die mit Sauerstoff angereichert ist, in die Lungen getrieben. Klingt logisch und lebensrettend. Wie kompliziert dieses Vorgehen tatsächlich ist oder wie schnell man den etwa dreihundert Millionen Bläschen in der Lunge, die der Erwachsene besitzt (äußerst zarte und fragile Gebilde), Schaden zufügen kann, wenn man es mit dem »Guten« übertreibt (zu viel Druck, zu viel Luft, zu viel Sauerstoff …): Hier muss normalerweise jeder Laie passen und ins Grübeln kommen, und selbst für junge Arztkollegen ist die hohe Kunst der maschinellen Beatmung zunächst ein Buch mit sieben Siegeln (ich habe selbst zwei Bücher dazu geschrieben in dem Versuch, die Siegel aufzubrechen).

Versehe ich die Angehörigen oder Patienten mit Halbinformationen, sind Grübeln und Nichtverstehen die Folge. Keine gute Basis für Vertrauen. »Wacht mein Vater denn aus dem künstlichen Koma wieder auf? Wie kommt er überhaupt wieder von der Beatmungsmaschine weg?« Wichtige und verständliche Fragen, deren halbwegs befriedigende Beantwortung im Sinne eines laienverständlichen Vortrags gut und gern ein bis zwei Stunden in Anspruch nehmen könnte. Ich versuche es kurz und prägnant zu machen, immer um Vertrauen in unsere Expertise werbend. Sollte der Ehemann oder Vater, die Schwester oder Verlobte zusätzlich ein Versagen der Nieren aufweisen und eine kontinuierliche Nierenwäsche benötigen oder muss gar der Kreislauf durch Medikamente gestützt werden – spätestens hier wird der nichtmedizinische Verstand überfordert, von Ratlosigkeit gezeichnete Augen sind auf mich gerichtet. Je komplexer die Medizin wird, umso schwieriger wird es, eine ehrliche, prägnante, sachlich korrekte und die Risiken einbeziehende Kommunikation zu führen.

Der französische Forscher und Intensivmediziner Professor Elie Azoulay führte auf achtundsiebzig Intensivstationen in Frankreich eine Befragung bei Angehörigen von kritisch kranken Intensivpatienten durch. Er wollte erfahren, in welchem Ausmaß die Kinder, Eltern, Ehepartner oder engsten Freunde die medizinischen Fakten verstanden hatten und sich in der Lage fühlten, zu einer Therapieentscheidung beizutragen. Das Ergebnis war erschreckend, und es wirft schwerwiegende Fragen unserer modernen Hochleistungsmedizin auf: Trotz ausführlicher Gespräche mit den behandelnden Intensivmedizinern gaben fünfunddreißig Prozent der Angehörigen an, weder die Diagnose noch die Therapie zu verstehen. Obwohl etwa fünfzig Prozent der Familienmitglieder wünschten, in die Entscheidung über schwerwiegende Therapiemaßnahmen (zum Beispiel Luftröhrenschnitt, Operationen, Verlegungen) eingebunden zu werden, sahen sich im Endeffekt nur fünfzehn Prozent in der Lage, durch Befürwortung (oder Ablehnung) der vorgeschlagenen Maßnahmen aktiv mitzuwirken.[13]

Nein, für mich ist der im Rahmen der »sprechenden Medizin« geforderte Patient (oder Angehörige) auf Augenhöhe, der autonom mitentscheidet, eine Fiktion. Damit möchte ich keinesfalls zum lange gepflegten Paternalismus zurück (der *Halbgott in Weiß*, er bestimmt, was gut für mich ist). Meine Erfahrungen als Arzt-Patient haben mir jedoch eindringlich vor Augen geführt, dass ein schlichter Paradigmenwechsel in der Arzt-Patient-Beziehung vom Paternalismus zur Patientenautonomie – wie er so gern propagiert wird – nicht realisierbar ist und auf der undifferenzierten Auffassung eines äußert komplexen Beziehungsgeflechtes zwischen Heiler und Heilsuchendem beruht. Die Selbstbestimmung, verstanden als das Recht, über die eigenen Belange und den eigenen

Körper selbst zu entscheiden, gilt heute unzweifelhaft als ein Wesensmerkmal des modernen Menschen. In diesem Sinne wird gefordert, dass der Patient als *Experte seines eigenen Lebens* gemeinsam mit dem Arzt als *medizinischem Experten* entscheiden soll.[14]

Inzwischen wird von vielen Medizinethikern und Juristen nicht mehr bestritten, dass das Konzept einer uneingeschränkten Selbstbestimmung bei Gesundheit und Krankheit den Menschen überfordert und wohl über das Ziel hinausschießt. Kritiker (und zu diesen zähle ich mich auch!) meinen, dass in schweren Krankheitssituationen der Leidende aufgrund seiner eingeschränkten Handlungsfähigkeit sich auf die Hilfe und Entscheidungen Dritter stützen können müsse. Obwohl in postmodernen Zeiten geradezu ein Hype um die Selbstbestimmung gemacht wird, die nicht einmal vor Leiden und Kranksein haltmacht, bleibt doch letztlich der Kranke auch ein Empfänger von Fürsorge (und nicht ein Kunde), und der Arzt hat *nach bestem Wissen und Gewissen* die angemessene Fürsorge zu geben. Auf einem anderen Blatt steht, dass dabei Information, Gespräch, Vertrauensbildung und Ehrlichkeit als wichtige Prinzipien zur Geltung kommen müssen. Hier kommt leider – wie so oft – die differenzierte Betrachtung zu kurz. Fürsorge und Aufklärung einerseits und Entscheidungsbeteiligung des Patienten andererseits stehen nicht im Widerspruch, sondern müssen sorgfältig ausbalanciert werden. Zugegebenermaßen eine hohe Kunst, dies musste ich sowohl in meiner Rolle als Arzt wie auch als bedrohlich erkrankter Mensch akzeptieren.

Ambulanz für Krebspatienten – eine Tagesration Hochleistungsmedizin

Das Verhältnis des Menschen zu seinem Körper ist ein zweifaches: Der Mensch ist sein Körper, und er hat seinen Körper.

Helmuth Plessner,
Die Stufen des Organischen und der Mensch

Ein neuer Reisepass

Heute auf dem Programm: Infusion der Chemotherapeutika. Eine achtstündige Prozedur, von der ich schon vorher weiß – man ist inzwischen schließlich Routinier –, dass der Tag mit Kopfschmerzen, einer merkwürdigen Mischung aus Zerschlagenheit und Unruhe sowie einer gehörigen Portion trüber Gedanken ausklingen wird. Die Schlaftablette liegt schon vorsorglich zu Hause auf dem Nachtkästchen.

Der Ablauf in der Onkologie-Tagesklinik ist streng getaktet: Ich trete an die Glasscheibe der Rezeption und schnarre Namen und Geburtsdatum herunter. Die leichte Bangigkeit vor diesem langen Tag wird durch schneidiges Auftreten wettgemacht; die mit Aufforderungscharakter an der Rezeption ausgelegten Mundschutze und Desinfektionsmittel ignoriere ich. Mildes Lächeln von der anderen Seite der Scheibe aus mädchenhaftem Gesicht. Die jugendliche Ebenmäßigkeit wird durch ein Piercing an der rechten Oberlippe in eine interessante Asymmetrie gebracht. Leider ist mir die eingehende Betrachtung der Gesichtszüge durch einen großen Bildschirm erschwert. »Sind Sie heute auch wieder dran, Herr Professor? Sie können gleich zur Kollegin gehen und dann im Warteraum Platz nehmen.«

Nunmehr eine zweite Anmeldung im Flur ein paar Schritte weiter, Assoziationen an Flughäfen und Passkontrollen stellen sich jedes Mal ein. Jetzt ist der *Nachsorgeausweis* bereitzuhalten, sozusagen der Reisepass für Krebspatienten. Hier werden alle Untersuchungen eingetragen, und wenn ich mich gelegentlich in melancholische und selbstbemitleidende Stimmung versetzen will, studiere ich meinen Nachsorgeausweis gründlich, wie es ein Vielgereister tut, der sich durch liebevolles und erinnerndes Betrachten der Ein- und Ausreisestempel oder Visa im Pass seiner polyglotten Vergangenheit vergewissert. Der einzige, aber entscheidende Unterschied: Meinen mittlerweile auf fünfundzwanzig angewachsenen Eintragungen für ambulante *Bortezomib*-Infusionen oder *Zoledron*-Perfusionen fehlt die wohlige Rückschau eines *New-York-Immigration*-Stempels, sie sprechen eher von zermürbenden Tagen und körperlicher Zerschlagenheit.

Im großen Behandlungsraum, dem Zentrum der Tagesklinik, bietet sich ein anrührendes Bild: Etwa zehn Patienten sind auf komfortable, voluminöse dreigliedrige Stühle gelagert (ich erspähe schon den freien Stuhl für mich), die besser als überdimensionierte Lehnstühle mit Fußteil zu charakterisieren sind. Die meisten Patienten lagern in *»Beach chair«*-Position mit hochgefahrenem

Fußteil und zurückgelegtem Kopf, was bei mir unweigerlich lebhafte Erinnerungen an die *Aida*-Kreuzfahrt weckt,
die ich vor einigen Jahren mit meiner Tochter unternom-
men habe. Allerdings finden sich hier keine Bermuda-
hemden oder braun gebrannte Oberschenkel, sondern
graue Gesichter, halb geöffnete Hemden oder Trainings-
jacken. Eine zarte und zerbrechliche Dame verschwindet
fast vollständig in dem mächtigen Lagerungsgerät, sodass
nur die Nasenspitze und die Füßchen zu sehen sind. Die
Teilnehmer dieser skurrilen »Kreuzfahrt« halten keinen
Cocktail oder das neue Buch von Charlotte Link in Händen. Plastikschläuche und Kanülen verschwinden in Ar-
men oder am Hals und sind sozusagen der Ersatz für Ringe und schwere Ketten.

Kreuzfahrt für Leidende

Ich lasse mich in den mir zugewiesenen Stuhl fallen und
lasse sofort mit dem bereitliegenden Schalter mein Fußteil hochfahren. Mit dieser – gleichsam symbolischen –
Handlung bin ich als erkennbares Mitglied in die Lei-
densgemeinschaft eingetreten: Die halb liegende Lagerung erzeugt Solidarität, einige nicken mir unmerklich zu
und senden mir das Signal: »Du bist jetzt einer von uns«
(was *kurzfristig* ein warmes Gefühl der Zugehörigkeit erzeugt). Ich strecke im Vorwissen des nun beginnenden,
ewig gleichen Ablaufs meinen Arm aus, natürlich denjenigen, auf dessen Seite bereits der »Christbaum« mit
verschiedenen Infusionen für mich vorbereitet ist.

Bis es losgeht, habe ich genügend Zeit, meine Leidensgenossen zu betrachten. Leidgeprüfte Körper von Jung und Alt, das (oft schon lange ausgehaltene) Leid ist sichtbar oder versteckt, oft scheint der Körper Einblicke in die Verfassung oder die »Seele«, die darin wohnt, zu geben. Ältere Herren im ausgebeulten Trainingsanzug – wozu auch eine Chino oder hochwertige Jeans, wozu ein frisch gebügeltes Hemd, wenn ohnehin hochgeschobene Unterhemden, aufgekrempelte Hosen den Blick auf die Körperpartien mit zur Infusion angeschlossenen *Ports* (unter der Haut verlegte Blutgefäßverbindungen) oder durch Chemotherapie erzeugte Hautwunden freigeben. Freigelegte Körper in ihrer Verwundbarkeit offensichtlich – für Scham ist die onkologische Tagesklinik der falsche Ort. Neben mir eine adrett gekleidete Dame, sorgfältig frisiert, diskret geschminkt, allerdings sind auch bei ihr die Kostümjacke und der Spitzen-BH verrutscht, sie geben den Blick auf eine gut verheilte, große Operationsnarbe der Brust frei. Wir alle geben unsere durch Operation oder Chemotherapie veränderten Körper den Mitpatienten und Pflegenden frei, die Körper sind gewissermaßen beredte Zeugen eines ausgehaltenen Leids – ich sehe nur sehr wenige, die versuchen, den Schein körperlicher Unversehrtheit aufrechtzuerhalten.

Der geschundene Körper als »Würdeträger«

Es scheint ein heimliches Einverständnis zwischen den Anwesenden zu geben: Seht euch ruhig meinen Körper an, wir beide haben was mitgemacht, und wir sind am Leben! Wir müssen uns nicht verstecken oder Defekte

überdecken, unser Körper erzählt unsere Geschichte …
Jetzt und hier werden meine Vorlesungen und Seminare
über »Körper und Geist« oder das »Leib-Seele-Problem«
lebendig, die ich für Medizinstudierende halte und die oft
in leidenschaftlichen Diskussionen enden: In welchem
Verhältnis steht der Mensch überhaupt zu seinem Körper? Kann man denn (wie bisher in der klassischen Medizin üblich) *Seele/Verstand* und *Körper* trennen als zwei
unterschiedliche *Entitäten,* die es gemeinsam unter einem Dach aushalten (müssen)?

Hier, in der onkologischen Tagesklinik, wird der von
mir oft im Hörsaal zitierte Satz des Philosophen Helmuth
Plessner erst richtig lebendig: »Der Mensch ist sein Körper und er hat seinen Körper. Sein und Haben sind die
zwei Weisen, in denen dem Menschen sein Körper gegeben ist.«[1] Der Soziologe Robert Gugutzer schreibt: »Kör-
persein und Körperhaben bezeichnen zwei Facetten
menschlichen Daseins, die untrennbar miteinander verbunden sind.«[2] Wenn die Chemotherapie in meinen Körper hineinläuft, dann läuft sie auch in meine Seele hinein.
Der Versuch, mich hier als denkendes Ich von meinem
Körper zu distanzieren (»die Chemo kann mir nichts
anhaben«), wird fehlschlagen und ist sinnlos. Helmuth
Plessner drückt das so aus: »Ein Mensch ist immer zugleich Leib (Kopf, Rumpf, Extremitäten mit allem, was
darin ist) – auch wenn er von seiner irgendwie ›darin‹ sei-
enden Seele überzeugt ist – und hat diesen Leib als diesen
Körper.«[3] Dann ist wohl eine Ansammlung schwacher
und unter der dauernden Last einer lebensbedrohlichen
Erkrankung stehender Menschen – wie hier in der Tagesklinik – geeignet, um diesen »unaufhebbaren Doppel-

aspekt menschlicher Existenz«, nämlich das Körper*sein* und das Körper*haben*, quasi hautnah zu erleben.

Überlegungen zur *Würde* des geschundenen Körpers gehen mir durch den Kopf. Der Begriff *Menschenwürde* durchzieht seit einigen Jahren zunehmend medizinethische Diskussionen, die von Fragen zu Beginn des Lebens (Menschenwürde des ungeborenen Lebens?) bis hin zum Ende des Lebens (selbstbestimmtes Sterben als Ausdruck von Menschenwürde?) reichen. Der Begriff der Würde findet sich ja nicht nur an zentraler Stelle in unserem Grundgesetz, sondern ist auch in der Charta der Vereinten Nationen im Mittelpunkt. Kein Geringerer als Immanuel Kant hat die Würde zu einem zentralen Begriff der Moralphilosophie gemacht. Kant legt fest, dass jedes »autonome, vernunftfähige Wesen« (der Mensch mit seinem Vermögen, sich selbst Zwecke zu setzen) mit Würde ausgestattet sei. An diese Würde sind moralische Rechte gekoppelt, denen moralische Pflichten der anderen korrespondieren. Die zentrale moralische Pflicht ist die Achtung, die einem Würdeträger gebührt, und zwar unabhängig von Leistungen oder äußeren Merkmalen. Menschen mit Einschränkungen ihrer körperlichen oder kognitiven Leistungsfähigkeit stehen dabei unter einem besonderen Würdeschutz, und ohnehin sind die Unterschiede zwischen »gesund« und »krank«, zwischen »autonom« oder »abhängig« für die Zuschreibung der Würde unerheblich: »Wir sollten uns … vergegenwärtigen, dass wir als vollkommen abhängige Säuglinge geboren wurden … und dass wir als verletzliche Wesen unsere Autonomie jederzeit … verlieren können. Und mit großer Wahrscheinlichkeit beenden wir unser Leben mit stark eingeschränkter oder sogar ganz fehlender Fähigkeit zur Autonomie.

In diesem Sinne ist die Vorstellung voll entwickelter Autonomie als Ausgangspunkt moralphilosophischer Überlegungen ... eine falsche Idealisierung.«[4] Also, wir alle, die wir – mehr oder minder – vom Schicksal beeinträchtigt, unserer Behandlung harren, tragen unsere lädierten Körper und Seelen mit Würde. Ich habe mich (nahezu) immer würdevoll behandelt gefühlt während der Akutphase meines Knochenmarkkrebses, aber ich habe auch gespürt, dass aus Sicht des Patienten die Anerkennung und die Umsetzung eines Würdeanspruches durch unsere Heiler nichts Selbstverständliches sind und manchmal vom Patienten eingefordert werden müssen (wenn er sich denn traut!). Nacktheit, Scham, Unsicherheit, Angst, ja auch Aggression und Wut als Kanalisierung von Verzweiflung müssen wahrgenommen und respektiert werden. Das bedeutet keinesfalls, dass Patienten sich ungehindert in ihren Gefühlen austoben sollen. Es bedeutet aber, dass Ärzte und Pflegende mit einer gewissen Feinfühligkeit die Emotionen ihrer Anbefohlenen wahrnehmen, aufnehmen und – warum nicht – bewusst machen.

Vor meiner Infusion bereits besteht das Wissen um die (durch die Infusion) nahende Benommenheit oder Übelkeit: Aus sich heraus- und zu sich selbst in Distanz zu treten, diese Fähigkeit besitzt nur der Mensch: Ich *habe* einen Körper, dem wird gleich schlecht! Und dann *bin* ich mein Körper (mir ist jetzt schlecht, und ich fühle mich elend). Dies sind zwei Seiten einer Medaille, die jeweils mal dunkel, mal hell sein können. Im Zusammenhang mit Schmerz und Elend wird dieser Doppelaspekt menschlicher Existenz eher dunkel sein, bei wissender Erwartung eines nahenden Glückes (zum Beispiel ein Treffen mit dem/der Geliebten) sehr hell.

Solange ich noch kann und noch keine vernebelnden Medikamente mein Inneres erreicht haben, beobachte ich meine Kreuzfahrtbegleiter: Viele haben die Augen geschlossen, wenige lesen ein echtes und heutzutage selten gewordenes Buch aus Papier mit Deckel und Einband, manche balancieren ein Tablet vor sich, mühsam zwischen verbundenem Infusionsarm und dem kleinen schwenkbaren Tischchen. Das über uns angebrachte stumme Angebot, auf winzigen Fernsehern, die mittels eines Schwenkarms dicht vor die Nase gedreht werden können, das bekanntermaßen sehr bescheidene Vormittagsprogramm zu verfolgen, interessiert niemanden. Meine Nachbarin, eine kräftig geschminkte Mittvierzigerin mit festem Körperbau, wird von der jungen Schwester laut und fröhlich nach ihrem aktuellen Gewicht gefragt. Mehrere, überwiegend männliche Patienten unterbrechen das Dösen oder Hantieren am Tablet und schauen interessiert auf. Die angesprochene Dame errötet leicht unter ihrer Schminke, verweigert die Gewichtsangabe und überspielt die Situation mit Witz und Charme, indem sie sämtliche beim Hausarzt gemessenen Blutdruckwerte der letzten Wochen aufzählt. Die ursprünglich am Dialog interessierten Herren wenden sich wieder ihrer unterbrochenen Tätigkeit zu.

Auf der Suche nach Punktionsvenen

Festgelegte Rituale (Fragen nach Gewicht, Appetit, Stuhlgang, Schmerzen, Sensibilitätsstörungen und anschließender Blutdruckmessung) sind zu absolvieren, nun kann es auch bei mir losgehen. Über die in eine Vene an der Hand, am Unterarm oder in der Ellenbeuge eingebrachte ausreichend große Kanüle wird die mehrstündige Infusion zugeführt.

Meine Venen sind prachtvoll – und ich bin jedes Mal sehr dankbar dafür. Besonders verlockend sind diejenigen in der Ellenbeuge, prall und oberflächlich liegen sie da. Die Pflegekräfte können dem Reiz dieser einfachen und unmittelbaren Erfolg versprechenden Punktion kaum widerstehen. Aber eifersüchtig scheuche ich sie von diesen Prachtstücken weg. Ich möchte sie wie einen Schatz hüten und langfristig erhalten (wer weiß, was noch alles auf mich zukommt!), in dem Wissen, dass jede Punktion kleine Narben hinterlässt, die sich zu einer festen Bindegewebeplatte entwickeln können und damit zu einem zunehmend schwierigen Zugang zur Blutstrombahn. Was das bedeutet, sehe (und höre!) ich bei meinen Leidensnachbarn: Durch nachhaltiges Beklopfen und Betätscheln sollen die Venen, die sich widerspenstig zeigen, hervorgelockt werden, wie im Massagesalon hört sich das an. Auch geschickte und sehr geduldige Pflegende verzweifeln manchmal beim vierten Punktionsanlauf, der Patient (vom Lateinischen *patiens* = geduldig, leidend) lässt schweigend und ergeben den Kopf hängen, oder er versucht durch ein ablenkendes Schwätzchen (»Gell, schwierig bei mir, Schwester, die andere hat letzte Woche auch viermal zugestochen.«) über den Punktionsschmerz hinwegzureden. Bei mir sind Venen an Hand und Unterarm in gutem Zustand, und damit kann das (Un-)Heil seinen Lauf nehmen.

Der Mensch ist das einzige Lebewesen, das Zukünftiges *nahezu vollständig* antizipieren kann – sei es durch bereits gemachte Erfahrung oder sei es durch Kombination von Erinnerungen oder logischen Zusammenhängen. Daher weiß auch ich natürlich, was gleich kommen wird: die Verabreichung von zwei Medikamenten zur Abmilderung der Nebenwirkungen der Chemotherapie. Leider sind diese im Grunde freundlichen Substanzen aber selbst auch mit einem gehörigen Profil an – zumindest kurzfristigen – Kollateralschäden ausgewiesen: Erst erfolgt eine kräftige Portion Kortison über die Venenkanüle, dann ein sogenanntes Antihistaminikum; beide Pharmaka dienen der Vermeidung schwerer allergischer Reaktionen durch das Zytostatikum. Schön ist, dass man sich durch sein Studium noch an die Charakteristika – die »guten« und die »weniger guten« – dieser Substanzen erinnert, sodass man ja nur warten muss, bis die Fleischwerdung des Lehrbuchwissens am eigenen Leib eintritt. Kortison macht – natürlich in Abhängigkeit von der Dosis – müde und aufgedreht zugleich (ein äußerst unerfreulicher Zustand), während das Antihistaminikum Fenistil® (der Substanzname für weitergehend Interessierte: *Dimentidenmaleat,* hört sich wie ein kompliziertes mongolisches Gericht an) einen akuten, nahezu vollständigen Filmriss mit schwerer Benommenheit erzeugt. Hier über den Noise-cancelling-Kopfhörer das *Wohltemperierte Klavier* von Johann Sebastian Bach in der unglaublichen

Einspielung durch Swjatoslaw Richter zu hören, ist völlig sinnlos. Der Kopf wird schwer und sinkt zur Seite. Zugegebenermaßen hat eine solche kurze Abkehr von der Realität auch etwas Verführerisches, aber wie so oft bei solchen Erlebnissen ist der körperliche oder psychische Kater danach umso ausgeprägter.

Für eine gute Stunde verschwimmt das Kreuzfahrtszenario zu einer schummerigen, aber irgendwie auch anheimelnden Szene: Die hin und her eilenden Pflegekräfte werden im Halbtraum zu liebevoll kümmerndem Bordpersonal, das ständig Cocktails (frische Chemo-Zubereitungen) mit fürsorglichen Worten zu den Kunden bringt. Das ständige Piepsen von scharf eingestellten Tropfenzählern, die bei Ausbleiben der nächsten Infusionsabgabe sofort alarmieren, wandelt sich zum Schiffsgong, der den Beginn des Animationsprogramms oder die tägliche Ansprache des Kapitäns verkündet. Stattdessen rüttelt mich jemand halbsanft am Arm, es ist sozusagen der Kapitän dieser seltsamen Reise, nämlich der Oberarzt unserer Tagesklinik. Mit etwas zu lauter Stimme, die mir in meinem Dusel direkt ins Innerste fährt, ruft er mir ins rechte Ohr: »Die Laborwerte sind heute nicht so gut, wir sehen uns in drei Wochen wieder«, und entfernt sich eilig.

Mit meinem Kreuzfahrttraum ist es jetzt vorbei, schlagartig kommt die Realität. Der vollgepackte Infusionsständer als mein dritter Arm steht zur Rechten und weist den Weg der nächsten sieben Stunden.

Artenschutz für Onkologie-Pflegende

In der Onkologie-Pflege zu arbeiten ist ein harter Job. Die Behandlungsplätze sind voll, die Abläufe eng getaktet. Ein hohes Maß an Konzentration ist gefordert, um alle möglichen Chemotherapeutika exakt auf das Körpergewicht des jeweiligen Patienten zu berechnen und individualisiert zu verabreichen. Jede Fehlinfusion kann in schwerwiegenden Komplikationen münden. Schwester Iris hält ein komplettes Infusionsprogramm mit mehreren Beuteln und einem Gestrüpp von Schläuchen in der einen Hand und telefoniert mit der anderen: Sie muss erst die ärztliche Freigabe erhalten, bevor es losgehen kann. Alle Maßnahmen und Uhrzeiten sind am großen Computer am Stützpunkt zu dokumentieren, sodass ein ständiges Hin- und Herlaufen die Folge ist – ein fast skurriler Kontrast zu den in ihren überdimensionierten Stühlen ruhenden Kranken, die die eifrige Aktivität der Pflegenden hin und wieder interessiert betrachten. Wahrscheinlich ist daher auch kein Fernseher notwendig …

Viele Patienten sind »Dauerkunden«, man kennt die Pflegemannschaft und tauscht freundliche Worte aus. Mir zur Linken lässt sich ein neuer Patient nieder, er dürfte mein Alter haben, ist spindeldürr und eingefallen. Die schwere Erkrankung zehrt sichtbar an ihm, aber die tief liegenden Augen strahlen Schwester Lydia an. Er streckt die Arme aus, beide nicken sich kurz zu in dem unausgesprochenen Wissen, dass die Suche nach einer punktierbaren Vene wieder mal ein hartes Stück Arbeit wird. Die Unterarme mager, die Venen haben sich offensichtlich wegen unzähliger Punktionen tief verkrochen;

ihre Wände sind dann häufig auch zu festen Narbensträngen geworden. Schwester Lydia ist extrem routiniert in solchen Spezialfällen, sie weiß, dass fleißiges Klopfen und Tätscheln keine Vene mehr hervorlockt. Interessiert schaue ich – noch halb benebelt – als Mitexperte, langjähriger Anästhesist und Notarzt zu. Die Schwester ertastet mögliche Venenverläufe mit sensiblen Fingern. Sie sticht – der Patient verzieht keine Miene –, es kommt Blut in den angeschlossenen Schlauch, sie freuen sich (ich bin auch ganz *happy*), aber im nächsten Moment wird die Stelle dick: ein Bluterguss zeigt an, dass das Gefäß geplatzt ist oder durchstochen wurde. Die Suche geht weiter, Patient und Schwester fachsimpeln nun über mögliche »gute« Punktionsstellen. Wahrscheinlich möchte sich der Patient durch diese Diskussion auf Augenhöhe noch ein wenig Autonomie und Expertentum über den eigenen Körper erhalten, ein Ritual der Verbündung mit unseren »Heilern« (die ja eigentlich Macht über *uns* haben). Mir kommt es unwillkürlich ein wenig vor, als ob der zu Behandelnde (der Leidende, der Kranke) mit dem, der die Behandlung vornimmt (der Heilende, der bestimmt, was mit *meinem* Körper geschehen soll), *ver*handeln will, wo und wie die nächsten Schmerzen zugefügt werden können oder sollen.

Das ist ein interessantes Phänomen, das ich bei vielen Krebspatienten (und ein wenig auch bei mir) beobachtet habe: Eine unausgesprochene Solidarität zeichnet den »reifen« Kranken aus mit denjenigen, die seinen Körper durch Punktionen, Untersuchungen oder nebenwirkungsreiche Medikamente traktieren. Im Reich der Kranken erwirbt man sich eine Abhängigkeit von seinen Behandlern, sie werden Teil seines Lebens, und der Kranke wird geradezu dankbar, dass er durch die Anwendung der Hochleistungsmedizin leiden »darf« mit dem immer erneuerten Versprechen des (Weiter-)Lebens.

Ich bezweifle, dass diese Abhängigkeit von der Gewissheit gespeist wird, dass der Kranke durch den Segen dieser Medizin schon überleben wird. Ich denke, es steckt mehr dahinter: *Behandlung* und *Therapie* – der Philosoph Hans-Georg Gadamer hatte darauf hingewiesen, dass der Begriff Therapie aus dem Griechischen hergeleitet ist: *Therapeia* bedeutet »Dienst«. »In diesem Wort liegt durchaus nicht, dass die Ärzte (und Pflegenden – Ergänzung durch den Autor) ihr Handwerk beherrschen, wenn sie jemanden behandeln. Es ist vielmehr Unterordnung und Abstand zwischen Arzt (und Pflegenden) und Patient gemeint.«[5]

Interessanterweise scheint in den letzten Jahren auch dieser »Dienst« zunehmend hinter der neu postulierten Partnerschaft zu verblassen, bei der sich Politik und gesellschaftlicher Mainstream den Patienten auf Augenhöhe mit seinen Behandlern wünschen. Der »Kunde« soll gleichberechtigt und wohlinformiert über die Herstellung des Produktes »Gesundheit« mitbestimmen, als ob er bei einer Neubestellung seines Autos die Farbe und die diversen Funktionen aussucht. Ich denke, hier findet eine gravierende, modern-gedankenlose Fehleinschätzung statt. Denn Patienten und Leidende wünschen sich – nach wie vor – die *Autorität des Heilenden,* um Vertrauen aufzubauen. Hans-Georg Gadamer hat die elegante Unterscheidung zwischen *autoritär* und *autoritativ* vorgeschlagen: autoritativ beruft sich eben nicht auf die von der Autorität ausgehenden Macht, sondern »es meint vielmehr die wirklich *zuerkannte* Geltung, nicht die beanspruchte«.[6] »Wer sich auf Autorität berufen muss … hat keine.« Hat der moderne Patient weiterhin eine Autoritätserwartung, ja geradezu ein »Autoritätsverlangen …, das von Seiten des Kranken dem Arzte entgegengebracht wird«?[7] Wenn dem so ist, muss die moderne Vorstellung einer Partnerschaft auf Augenhöhe scheitern. Sie fördert wohl mehr die Verunsicherung des Patienten und wird nicht zum Vertrauen des Hilfesuchenden in die Heilenden beitragen.

Mit solcherart Gedanken beschäftigt und nach einem Wechsel zwischen Henry Purcells *Fairy Queen* und Alan Parsons Projects *The Turn of a Friendly Card* wird die Zeit nach fünf Stunden Infusion doch recht lang …

Die Metaphysik der Tropfkammer

Die Kunst des Wartens ist – wie erwähnt – eine Kardinaltugend des modernen Patienten. Warten vor Anmeldungen, warten vor Funktionsräumen, halb entblößt warten in kleinen dunklen Kabinen (man hört die Computertomogrammspule bei der Untersuchung des Vorgängers rattern) oder (banges) Warten auf eine Befundmitteilung. Das Warten auf das Ende der gleichmäßigen Rhythmik der Infusionstropfkammer, die nicht nur jeden einzelnen Tropfen der Chemotherapie überwacht, der in mich hineinfließt, sondern die auch eine versehentliche Luftbeimischung sofort detektiert und durch heftiges Piepsen meldet: Eine durch die Pumpe unbeabsichtigte Zufuhr

von Luft kann – wenn sie ein bestimmtes Maß über-
schreitet – lebensgefährliche Komplikationen (»Luftem-
bolie«) nach sich ziehen. Hier darf man mal wieder dankbar für die präzise Technik in der Medizin sein – man
kann sich auf sie verlassen. Meditatives Betrachten des
Tropfvorgangs nach fünf Stunden Ausharren im Stuhl
(lediglich zur Toilette darf man, nach Genehmigung
durch die Pflegenden und mit dem Infusionsständer als
zusätzlicher Extremität) verleitet dazu, über die Zeit
nachzudenken. Der Zeit beim Verrinnen (hier im wahrsten Sinn des Wortes!) zuzuschauen fällt uns modernen
Menschen schwer. Die überhastete Informationsgesell-
schaft mit blitzschnellen Informationstechnologien ver-
führt dazu, mit dem Smartphone immerzu vermeintlich
neue Daten abzugreifen, um den Geist zu beschäftigen.
Das ist nach fünf Stunden dösen, Musik hören, lesen verständlich, aber es führt nur zu noch mehr innerer Unruhe. Es hilft auch nichts, alle fünfzehn Minuten *www.tages-
schau.de* aufzurufen und die gleichen Nachrichten über
Krisenherde und Klimawandel ständig neu anzustarren.
Dagegen ist das Betrachten der mit schöner Präzision in
die Armkanüle hineinfallenden Tropfen eine echte Me-
ditationsübung über das Phänomen »Zeit«.

Der Salon der Hoffenden leert sich

Die Zeit kann vergehen oder auch nicht, sie kann nahezu
stehen bleiben oder rasen. Die *objektive Zeit* manifestiert
sich gerade in der Kammer mit den Tropfen als Metro-
nom. Die *subjektive* Zeit ist in meinem Innern: Wann ist

diese Tortur endlich vorbei, ich kann nicht mehr sitzen, will nach Hause und mich in mein Bett verkriechen …
Auf der anderen Seite heißt es doch aber immer wieder: Krebspatienten sollen im Bewusstsein der Endlichkeit jede Minute des Lebens genießen.

Das geht für mich nicht recht zusammen, zumindest kann ich diesen Tagesausflug auf dem Kreuzfahrtschiff der Onkologie sicher nicht genießen und die darauf folgende Nacht auch nicht. Der alte und immer wieder schwierige Lesebegleiter Immanuel Kant – gelegentlich versuche ich, einen Satz zu verstehen – hat über die Zeit geschrieben: »Die Zeit ist nichts anderes als die Form des inneren Sinnes, d. i. des Anschauens unserer Selbst und unseres inneren Zustandes. Denn die Zeit kann keine Bestimmung äußerer Erscheinungen sein; sie gehöret weder zu einer Gestalt, oder Lage etc., dagegen bestimmt sie das Verhältnis der Vorstellungen in unserem innern Zustande.«[8] Dieser Satz kommt mir zunächst mal sehr einleuchtend vor, ich bin aber sicher, dass er im Rahmen der kantschen Philosophie noch viel mehr Bedeutungstiefgang besitzt.

Carpe diem: Leicht gesagt, wenn man frohgemut und gut drauf ist. Schwer umgesetzt, wenn man bis zum Stehkragen voll ist mit Chemotherapie und diversen Begleitmedikamenten und sich in einer Mischung aus Zerschlagenheit und Erleichterung (dass es für dieses Mal vorbei ist) nach Hause fahren lässt. Das Kreuzfahrtschiffsdeck mit dem Salon der Hoffenden hat sich schon fast geleert, um siebzehn Uhr bin ich der Vorletzte. Ich werde abgekabelt, die Kanüle wird gezogen und die Einstichstelle mit einem Druckverband komprimiert. Während ich mit leichtem Schwindel aus meinem Stuhl klettere, ruft mir die Schwester – ein wenig euphorisiert durch den nahenden Feierabend – zu: »Alles Gute, wir sehen uns ja in drei Wochen schon wieder.« Mit dieser, durchaus gemischte Gefühle hervorrufenden Botschaft im Ohr entferne ich mich, nicht ohne natürlich die guten Wünsche zu erwidern und ein aus tiefem Herzen hochdringendes Kompliment loszuwerden: »Ihr wart wieder klasse heute!«

Die Stammzelltransplantation und der Hochsicherheitstrakt

Das Schicksal ist immer Tatsache, eine Tatsache,
die mich angeht, mich betrifft, mich erschüttert.
Es ist das, was unaufhebbar da ist, ganz gleich,
ob man seine Notwendigkeit einsieht oder nicht.

Giovanni Maio,
Den kranken Menschen verstehen

Die Stadt der halben Gesichter

Hochdosis-Chemotherapie und Stammzelltransplantation sind beschlossene Sache. Ein Terminkorridor wird mir mitgeteilt, ich soll mich auf Abruf bereithalten. Der Platz ist knapp auf einer Isolierstation für Knochenmarktransplantation. Die Durchführung einer solchen hochkomplexen Behandlung ist nicht genau planbar, und die Anzahl der Behandlungsplätze ist begrenzt. Manche Patienten brauchen länger, bis sie nach der Stammzellbehandlung die Isolation verlassen können, manche erholen sich schneller, manche schaffen die Entlassung von der Station gar nicht mehr und geben dadurch den Weg frei für neue Erkrankte. Ich kann *dann* auf einen baldigen Anruf hoffen, wenn jemand schneller gesund wird – oder stirbt, ein merkwürdiges Gefühl des Wartens. Schließlich kommt die Meldung: Mein Platz ist bereit. Das Notwendige ist gepackt, viel darf man wegen der strikten Hygiene ohnehin nicht mitnehmen. Der Zugang zur Station erfolgt nach vorheriger Anmeldung über eine Schleuse. Plötzlich steht man mittendrin. Eine eigene Welt mit einem typischen Geruch nach Desinfektionsmitteln, der die nächsten Wochen ein ständiger Begleiter wird und vergessen lässt, was ein tiefer Atemzug bei einem frostkalten Waldspaziergang bedeutet. Ausschließlich Menschen in Schutzkleidung und mit Gesichtsmasken sind um mich herum. In Corona-Zeiten ein vertrautes Bild, während meiner Behandlung noch eine neue Wahrnehmung. Überall verdeckte Gesichtszüge, das irritiert gehörig.

Das Gesicht eines Menschen ist eine Art Umschlagplatz zwischen Innen und Außen.[1] Das Gesicht projiziert das innere Ich nach außen, es ist die Entäußerung des Wesens. Der Gesichtsausdruck ist ein wichtiges Scharnier für die Wahrnehmung des Seelenzustandes des anderen und damit auch für die Umsetzung von Empathie. Die Mimik drückt in einer enormen Vielfalt unterschiedlichste Gemütszustände aus. Wir lernen schon als Neugeborene, ständig die Mimik des Gegenübers zu lesen und daraus auf seinen emotionalen Zustand zu schließen, somit in ständiger Rückspiegelung unser Verhalten anzupassen (zum Beispiel während eines Gesprächs). Ich konstruiere aus der Mimik des anderen automatisch dessen umfassenden Seinszustand und deute das *Du* über das Sichtbare hinaus (abweisend, glücklich, introvertiert, gelangweilt). Eine fehlende Mimik irritiert. Bei bestimmten Krankheiten, zum Beispiel *Morbus Parkinson,* geht die Fähigkeit zur Mimik mit fortschreitendem Stadium verloren. Auch bei Menschen mit Asperger-Syndrom, einer abgeschwächten Form von Autismus (Autismus gilt als neurologische Entwicklungsstörung), ist die eigene Körpersprache und die Fähigkeit zu ausdrucksvoller Mimik eingeschränkt. Charakteristisch ist außerdem das Fehlen der Fähigkeit, nonverbale Signale des anderen intuitiv zu erkennen und zu interpretieren. Die Klima-Aktivistin Greta Thunberg hat sich selbst als Trägerin des Asperger-Syndroms bekannt. So wirkt Greta auf viele Menschen in ihrem entweder emotional unbewegten oder gar harsch-aggressiven Auftreten befremdlich. Ihre berühmte »Wutrede« vor der UNO-Vollversammlung, als sie mit verzerrtem Gesicht und Tränen den Staatenlenkern schwerste Vorwürfe machte, war aber tatsächlich ein offener und unverstellter Ausdruck tiefer Emotionalität. Menschen mit Autismus können sich nicht verstellen, andere schon. Es ist also mit Mimik und Gesichtsausdruck wie mit den dunklen Seiten der Empathie. Das Gesicht als Spiegel des inneren Zustandes kann von den Menschen – nicht aber von Kleinkindern und Autisten – für Verstellung und Lüge missbraucht werden.

Jeder auf der dicht angefüllten Krankenstation, ob unsicherer Leidender oder professionell auftretendes Personal, trägt eine Gesichtsmaske und verdeckt so Mund-, Kinn- und Wangenpartien als wesentliche mimische Ausdrucksträger. Welche Bedeutung hat das für uns? Für die Wahrnehmung des anderen und die Kommunikation der Menschen? Ich hatte während meiner vierwöchigen Behandlung auf der Knochenmarktransplantations-Einheit sehr ausführliche Gelegenheiten zur Reflexion dieser Eindrücke. Das verbindende Gemeinsame aller Bewohner dieses kleinen Kosmos ist die Verdeckung des Gesichtes – etwas Verbindendes und gleichzeitig Trennendes. Alle schauen gleich aus und sind einem großen gemeinsamen Zweck untergeordnet: der Heilung von lebensbedrohlich Erkrankten. Das Individuum – erkennbar an seinen einzigartigen Gesichtszügen – tritt hinter diese Bestimmung zurück. Das hat etwas Tröstlich-Sachliches und gleichzeitig unheimlich Befremdliches.

Zunächst erfolgt das Aufnahmegespräch mit der Pflegekraft, selbstverständlich mit Gesichtsmaske. Ich werde in die strenge Hausordnung eingewiesen, wie bei einer Anmeldung zur Nächtigung in der Jugendherberge: Hygienevorschriften, Essensordnung, Besuchsregelung. Anschließend das Arztgespräch, ich sehe nur die Augen des Mediziners. Angenehme Stimme, zugewandte Körperhaltung. Augen verraten aber nur wenig. Manchmal glaubt man an den Lachfältchen zu erkennen, dass man einen grundsätzlich fröhlichen Menschen vor sich hat. Aber insgesamt geben die Augen allein für das Studium des anderen wenig her. Ich nenne die Transplantationsstation, meine heute bezogene neue Heimat, zukünftig für mich die *Stadt der halben Gesichter.*

In Hongkong untersuchte man im Rahmen einer Studie, ob und in welchem Ausmaß sich die Benutzung von Gesichtsmasken auf den empathischen Austausch zwischen Arzt und Patient auswirkt.[2] In den Notaufnahmen mehrerer Kliniken trugen die Aufnahmeärzte wechselweise Gesichtsmasken oder zeigten ihr freies Gesicht bei der Erstuntersuchung von Menschen, die mit einem akuten Gesundheitsproblem Rat suchten. Später wurde bei den Patienten mittels Fragebogen erkundet, wie empathisch sie ihren Doktor befunden haben und wie zufrieden sie mit ihrer Behandlung waren. Die Ärzte waren vor Beginn der Untersuchung auf ein einheitliches und freundliches Vorgehen bei Anamnese und Untersuchung trainiert worden, um individuelle Einflüsse zu minimieren. Die etwa fünfhundert Personen, deren Doktor eine Gesichtsmaske trug, gaben ein signifikant niedrigeres Empathieniveau ihres Arztes an und zeigten sich weniger zufrieden mit der Behandlung im Vergleich zu den fünfhundert Patienten, deren Doktor sich ihnen mit unverhülltem Gesicht zuwandte. Die Autoren dieser Studie schließen daraus, dass Gesichtsmasken die freie Entfaltung von Mitgefühl und Zuwendung einschränken, und empfehlen den Gebrauch dieses vor Infektionen schützenden Stoffes nur, wenn es absolut notwendig ist. Diese Studie von 2013 – in der Prä-Corona-Zeit durchgeführt – unterstreicht die Bedeutung des Gesichtes als wichtigstem Angelpunkt für menschlichen Austausch. Welche Bedeutung es hat, wenn die ganze Welt solchen verhüllenden Stoff trägt – wie jetzt in der Corona-Krise –, die Beantwortung dieser Frage wird noch viele Psychologen und Soziologen beschäftigen, und man darf schon jetzt gespannt sein, ob und wie dieser Aspekt der Corona-Krise durch Untersuchungen aufgearbeitet wird.

Masken hatten schon immer etwas Magisches. In der Kindheit, im Theater, in Kulturen ermöglichen Masken die Magie der Verwandlung.[3] Kinder und Theaterleute lieben den spielerischen Identitätswechsel durch Verkleidung oder durch Masken. Masken reichen von der vollständigen Verhüllung und Verkleidung des Kopfes über ein »Schauspielergesicht«, das durch starke Schminke dem Darsteller eine Metamorphose seines Ichs ermöglicht, bis eben zur Gesichtsmaske im Gesundheitsschutz. *Verhüllung* bedeutet aber immer auch eine indirekte (und in der Schauspielerei intendierte) *Betonung* des Abgedeckten. Während bei Kindern und Mimen die Masken als Form der Gesichtsabdeckung der (Vor-)Täuschung und dem Spiel mit wechselnden Identitäten dienen *(Spielmaske),* ist ihre nüchterne Funktion in der Medizin schlicht der Schutz vor Keimen *(Nutzmaske).* Die Funktion einer Nutzmaske ist auf den abgedeckten Bereich bezogen, die Spielmaske zielt auf die Verhüllung oder Abdeckung des Menschen selbst. Beiden gemeinsam ist allerdings der Aspekt der Abdeckung des Gesichtes und damit die fehlende Entäußerung unseres seelischen Zustandes.

Vielleicht kommt manchen Medizinern die begründbare Rechtfertigung zur Benutzung von Masken sogar recht gelegen, gibt sie ihnen doch die Möglichkeit, in emotional belastenden Situationen Abschirmung und Schutz vor der Entäußerung ihrer seelischen Bewegtheit zu finden und somit Abstand zum verzweifelten oder hoffnungslosen Patienten zu halten. Ist uns der Aspekt der *Identitäts-*Verhüllung durch die funktionell-gebotene *Gesichts-*Verhüllung bewusst? Ich glaube nicht, dass sich ein Infektiologe oder Virologe hierüber weitergehende Gedanken gemacht hat. Ein Hilfe suchender Kranker vertraut sich Ärzten und Pflegenden an, er übergibt damit einen Teil seiner Identität. Mediziner oder Pflegekräfte mit verdecktem Gesicht mögen – bewusst oder unbewusst – dieser Verantwortung weniger gewahr sein durch die Nichtdarstellung ihrer Mimik: »Die Gesichtslosigkeit und die mit ihr einhergehende Annullierung der persönlichen Identität befreit gleichzeitig auch von der Möglichkeit, von anderen verantwortlich gemacht zu werden.«[4]

Ich habe während des mehrwöchigen Aufenthaltes in der *Stadt der halben Gesichter* eine künstliche und disziplinierende Wirkung dieser konsequent verdeckten Gesichter gespürt. Alle Bewohner sind notwendigerweise auf sich selbst zurückgeworfen, Gespräch und menschliche Nähe werden abgedämpft, als ob sich die Menschen in einem Nebel begegnen. Die vielfältige Unmittelbarkeit des Erkennens im anderen – Freude, Desinteresse, Gestresstsein, Müdigkeit – ist verzögert oder gar verhindert. Die Einwohner und Passanten der von mir bezogenen Wohnstätte gewöhnen sich um, eine verschleierte Bindung zwischen allen dominiert, vielleicht würde es keiner ohne diese Masken lange aushalten … Es ist wahrscheinlich – und einen Vorgeschmack bietet ja die bisher als Ausnahmesituation empfundene Veränderung des Jahres 2020 –, dass Pandemien und die ständige Auseinandersetzung mit multiresistenten Erregern in Zukunft das Maskenhafte in der Medizin etablieren werden. Die Auswirkungen auf das Verhältnis zwischen Arzt und Patient könnten gravierend sein.

Mein Zimmer wird mir zugewiesen, mit einer kleinen Nasszelle, Duschen wurden wegen der möglichen Gefahr einer Keimbesiedlung des Wassers abmontiert. Ich werde in die speziellen Vorschriften dieser Isolierstation eingeführt. Mundschutz bei Verlassen des Zimmers, Aufenthalt für die nächsten Wochen nur im Stationsbereich (in Corona-Zeiten sind ja Isolation und Quarantäne durch die Bevölkerung eingeübt). Besuch nur durch die nächsten Angehörigen in Schutzkleidung. Mein erster Erkundungsgang auf den Fluren. In den Gängen Wagen mit Schutzmaterial, vermummte Patienten gehen auf und ab. Die meisten haben ihr Haupthaar verloren, viele Patienten sind jung. Das Band für die Masken findet nur mühsam Halt auf der Glatze des Hinterkopfes. Ich komme mir vor wie in einem Ausbildungszentrum für buddhistische Mönche. Die meisten jungen Insassen – überwiegend Männer – sind an Leukämie erkrankt. Viele haben eine Übertragung von Stammzellen von einem fremden Spender hinter sich. Sie sind gezeichnet und schlurfen sichtlich geschwächt über die Flure. Das Ritual des gemächlichen Auf-und-ab-Gehens erinnert an mittelalterliche Kreuzgänge, und einige Szenen aus dem *Namen der Rose* kommen mir in den Sinn. Den nachdenklich schleppenden Gang, den Kopf leicht vorgebeugt, die Hände vor dem Überziehkittel gefaltet oder herunterhängend – dieses Bewegungsmuster werde ich mir auch bald angewöhnen.

Die Übertragung von Stammzellen fremder Menschen geschieht nach sorgfältigen Kriterien. In einer umfassenden Kartei registrierter Spender wird der oder die Wohltäter/-in mit der größtmöglichen Übereinstimmung in der genetischen Ausstattung gesucht. Da die Natur uns ungeheuer vielfältig gestaltet hat, kann es schwierig werden, einen Spender zu finden, dessen immunologisches Erbmaterial möglichst präzise mit dem des Empfängers übereinstimmt. Entwicklungsgeschichtlich ist unser Immunsystem wirkmächtig auf die Erkennung und Bekämpfung von »Fremdem« eingestellt, und die Überlistung dieses extrem effektiven Abwehrsystems gelingt nicht immer. Bei einigen Stammzellenempfängern kommt es zur Abstoßung der fremden Zellen, die ja zur Rettung und nicht zur Bekämpfung des Kranken übertragen wurden – aber das bringen die Abwehrsoldaten wohl manchmal durcheinander! Daher sind viele meiner Mitbewohner in der *Stadt der halben Gesichter* vom Kortison (eingesetzt zur Unterdrückung der Abwehr) körperlich verändert. Gewichtszunahme und eingelagerte Flüssigkeit lassen die Gesichts- und Körperkonturen weicher und unschärfer werden. Im Gesamteindruck mit Gesichtsmasken und Schutzkitteln bietet sich auf dem Stationsflur ein bestürzendes Bild von rundlichen jungen Männern mit Glatzen, die mit eingefallenen und ausgezehrten älteren Herren eine räumlich begrenzte Runde drehen.

Wenige Patientinnen mischen sich darunter – eine überwiegende Männergesellschaft. Nach Untersuchungen des Kompetenznetzes Leukämie erkranken mehr Männer als Frauen an verschiedenen Formen des Blutkrebses, im Verhältnis von 60:40. Nach großen Krebsregistern treten Krebserkrankungen insgesamt bei Männern zu etwa zwanzig Prozent häufiger auf als bei Frauen.[5] Das Lebenszeitrisiko, an Krebs zu erkranken, liegt bei Männern bei einundfünfzig Prozent, bei Frauen sind es dreiundvierzig Prozent. Warum ist das so? Früher hat man diesen Unterschied auf die ungesündere Lebensweise von Männern (zum Beispiel Tabakkonsum) zurückgeführt, Männer gehen halt mehr auf Risiko. Inzwischen vermuten Forscher allerdings, dass genetische Gründe dafür verantwortlich sind, genauer: Gene auf dem X-Chromosom, das bei Männern nur einmal vorliegt.[6] Das männliche Geschlecht ist also *von Natur aus* anfälliger für

Krebserkrankungen als die weiblichen Vertreter der Gattung Mensch. Was hat sich die Natur dabei gedacht (sofern sie dazu in der Lage ist)? Es gibt bisher keine eindeutige Antwort auf diese Frage. Neben genetischen Unterschieden werden Geschlechtshormone ins Spiel gebracht, denn weibliche Hormone sollen einen besseren Schutz vor entarteten Tumorzellen bieten. Die Ursache für die auffällige Dominanz der Herren in meiner *Stadt der halben Gesichter* bleibt wohl vorerst ein Geheimnis, und die Männer ergeben sich ohne Murren in den strengen Tagesablauf dieser seltsamen Vereinigung.

Märsche in Isolationshaft und Einstiche in Dunkelkammern

Von Mundschutz zu Mundschutz entstehen Begrüßungsgespräche, in dieser verschworenen Schicksalsgemeinschaft duzt man sich natürlich. Ich erfahre von den jungen Männern Schicksale, die mich sehr betroffen machen. Dreißig Jahre alt, guter Job in einer Heizungsbaufirma, verheiratet, zwei kleine Kinder, Haus gebaut auf dem Land. Mit Schlappheit und Unwohlsein zum Hausarzt, die Laboruntersuchung weist sofort durch extreme Vermehrung der weißen Blutkörperchen *(Leukozytose)* den Weg zur Leukämie. Aus dem Leben gerissen, invasive Behandlungen, Chemotherapie, die berufliche Zukunft ungewiss, der Kredit für den Hausbau bei Weitem noch nicht abbezahlt. Alfons ist Busfahrer, vierzig Jahre alt. Nach der Scheidung hat er sich eine kleine Wohnung gesucht und die Frau mit zwei kleinen Kindern zurückgelassen. Soeben mit vorsichtigen Fühlern auf der Suche nach einer neuen Partnerschaft, trat jäh der *König aller Krankheiten* in Form einer Leukämie dazwischen. Ohne Familie und von einer bedrohlichen Erkrankung heimgesucht – als Zuhörer fällt es schwer, hierzu einen passenden Kommentar zu finden, also schweige ich lieber. Sebastian hat die Stammzelltransplantation gerade überstanden und zittert sich durch die ersten Monate, in denen die beiden großen Gefahren – Abstoßung und schwere Infekte – lauern. Die Bewohner in diesem besonderen Teil im Reich der Kranken wissen um ihre spezielle Gefährdung. Aber noch detailreicher kennt sie der Arzt selbst, der gerade als Patient diese ganze eigene Heilstätte erkundet. Im reifen Alter von sechzig Jahren hat mich mein Schicksal getroffen, und angesichts dieser jungen Burschen mit Glatze, die Witze machen und galgenhumorig auf und ab gehen, schäme ich mich ein wenig über meine ständige Selbstbezogenheit und Selbstbeweinung.

Mit gelassener Routine eilen die Pflegekräfte durch die Gänge und schlängeln sich an den Patienten vorbei. Sie tragen Tabletts mit vorbereiteten Infusionen oder einzelnen Spritzen. Im großen Pflegestützpunkt geht es emsig zu, ununterbrochen wird dokumentiert (unvorstellbar, jedes Detail dieser hochkomplexen Therapie, jeder Messwert beim Patienten wird elektronisch eingetragen, die Hightech-Medizin ist ohne Computer und Digitalisierung nicht vorstellbar!). Ich lerne Harald kennen, einen kleinen, drahtigen Endvierziger. Leidenschaftlicher Jogger, getroffen vom Blutkrebs. Der verzögerte Neuaufbau des Knochenmarks nach Transplantation hat seinen Aufenthalt in der *Stadt der halben Gesichter* auf acht Wochen verlängert. Er versucht, in Form zu bleiben, und läuft jeden Tag den verwinkelten Stationsgang so oft von einem Ende zum anderen, dass er ein Laufpensum von fünf Kilometern erreicht. Der Gang misst etwa hundertfünfzig Meter, für sein Tagesziel muss er also gut dreißigmal auf und ab laufen … Ein wunderliches Bild: Harald trabt im Schutzkittel und mit Maske durch den Gang, Mitbewohner und Pflegende umkurvt er elegant, als ob bei einem Kindergeburtstag ein Hindernisrennen in Mütze und Mantel auf dem Programm stünde. Er lädt mich ein mitzujoggen, und ich drehe ein paar »Runden« mit ihm. Er erzählt mir kurzatmig, dass seine Entlassung für morgen geplant sei. Allerdings sollte ich ihn zehn Tage später immer noch herumtraben sehen, während ich mich mit der Physiotherapeutin ein paar Schritte voranquälte.

Ich werde jäh vom Minimarathon in mein Zimmer zurückgerufen. Die Anlage eines zentralen Venenkatheters ist geplant. Morgen soll über diesen Zugang die Chemotherapie ins venöse Blutsystem laufen. Der Arzt mit den freundlichen Augen, aber ohne Gesicht bereitet die Punktion und Katheteranlage vor. Ich liege flach, leicht kopftief, über mir wird es durch ein großes steriles Abdecktuch dunkel. Wir alle haben uns doch als Kind mit dem Kopf unter einem großen Kissen versteckt, mit einer Mischung zwischen Angst und Erregung. Hierfür gibt es – zumindest im Bayerischen – den schönen Begriff »Lustgraus«. In dieser Situation der Punktion überwiegt eindeutig der *Graus* über die *Lust*.

Eigentlich bin ja *ich* zur Durchführung dieses Eingriffs prädestiniert, habe ihn selbst über tausend Mal durchgeführt unter den (zumindest gefühlt) bewundernden Blicken der jungen Assistenzärzte und -ärztinnen. Jetzt liege ich da, es ist dunkel, ich bin wehrlos und weiß aber jedes Detail von dem, was jetzt gleich kommen wird. Dieser Perspektivwechsel ist nachhaltig – der unmittelbare Verlust der Autonomie, die Erwartung des Einstichs, das Vorschieben eines Metalldrahtes in die Nähe des Herzens, anschließend die Platzierung des Katheters über diesen Draht. Leichte Angst fliegt mich an, und ich rattere in meinem dunklen Loch die möglichen Komplikationen durch (Anstich und Zusammenfall eines Lungenflügels – *Pneumothorax* in der Fachsprache, Blutungen, Verletzungen der Schlagader des Kopfes, der *arteria carotis,* oder Infektionen). Spätestens seit der Facharztprüfung hat man für alle diese Eingriffe solche unerwünschten und möglicherweise bedrohlichen Nebenwirkungen *(severe adverse events)* abgespeichert. Jetzt bin ich selbst das Anwendungsobjekt.

Der Einstich ist dank der beruhigend-einführenden Worte des Operateurs überstanden, ich spüre in einer merkwürdigen Wahrnehmung von innen heraus, wie der Metalldraht die große obere Hohlvene *(vena cava superior)* in Richtung Herz wandert. Wie im Lehrbuch entstehen jetzt infolge der Berührung des Drahtes mit der Herzwand unregelmäßige Herzschläge *(Extrasystolen)* und ein kurzfristiges Herzrasen *(Tachykardie),* für den Arzt ein Zeichen, dass der Draht ein Stück zurückgezogen werden muss, damit kein Kontakt mehr zur Herzwand bestehen kann. Mein kurzfristiger Schrecken legt sich wieder, der Katheter wird über den Draht, der als Schiene fungiert, eingeführt und festgenäht. Alle sind erleichtert, der Eingriff ist erfolgreich abgeschlossen.

Die Überprüfung der korrekten Lage mittels Röntgenaufnahme ist reine Formsache. Zur Durchführung dieser
Untersuchung steht die Fahrt in die Röntgenabteilung an,
eine kleine Reise durch die Klinik. Im Krankenhaus-
hemdchen mit Haube und Mundschutz durch die Klinikgänge – ich möchte mich fast unter der Bettdecke verkriechen, da ich doch jahrzehntelang, ausgestattet mit
dem Arztkittel als Zeichen von Kompetenz und Bedeutung, durch ähnliche Klinikgänge geschlendert oder ge-
rannt bin. Kaum zurück von der Röntgenaufnahme, er-
halte ich erneut Besuch vom Stationsarzt mit der Nach-
richt, dass der Katheter in ein Nebengefäß abgerutscht sei
(stimmt, an diese Komplikation hatte ich vorhin gar nicht
gedacht) und korrigiert werden müsse. Also, noch einmal
die Fahrt zum Röntgen. Diesmal muss ich auf einen
Durchleuchtungstisch klettern, die gleiche Verdunkelung
für mich wie vorhin. Gedämpftes Gemurmel von drei
Kollegen, es wird an meinem Hals manipuliert. Erneuter
Draht an meinem Herzen, erneutes Herzrasen, jetzt aber
weniger Schreck meinerseits (was man kennt, macht
nicht mehr so viel Angst). Jetzt regt sich bei mir eher
fachliches Interesse. Wird es den Kollegen gelingen, den
Katheter zu korrigieren? Oder muss mit größerem Aufwand ein neuer Zugang gewählt werden. Es gelingt, das
kollegiale Gemurmel wirkt befreit, ich werde zurückge-
bracht.

Nächtlicher Gesang der Spritzenpumpen

Die Hochdosis-Chemotherapie wird an zwei Tagen in geteilter Dosis infundiert. Der erste Eindruck (»Ist ja alles gar nicht so schlimm«) wird von einem körperlichen Absturz in der Nacht abgelöst. Von dieser Zeit bleibt mir eine diffuse Erinnerung an ein eingetrübtes Da-Sein, an brennende Ganzkörperschmerzen, ein stündliches Hinschleppen zur Darmentleerung mit anschließender ohnmachtartiger Flucht zurück ins Bett. Der körperliche Lockdown ist umfassend, es bleibt keine Energie mehr übrig, sich zu spüren oder gar verzweifelt zu sein, Geist und Körper ringen um das *nackte* Durchkommen. Die Schwestern schauen oft herein, Ärzte blicken unter der Gesichtsmaske mutmaßlich sorgenvoll. Für die Wahrnehmung einer Todesangst reicht die Kraft nicht mehr. Tag und Nacht gleichen sich an und verschwimmen. Der Leib schreit auf gegen das Hochdosisgift und fällt in sich zusammen. Eine empathische Ansprache wäre hier fehl am Platz. Überlebenswichtig sind absolute Ruhe und ein In-sich-Kehren. Das Knochenmark ist durch diesen Angriff auf null gesetzt, nahezu alle Zellen darin sind zerstört (das Ziel sind die »Bösen«, der Kollateralschaden ist die Mitnahme der »Guten«).

Am dritten Tag erscheint morgens – ich nehme es nur verschleiert wahr – eine seltsame Prozession von Schutzgekleideten, die einen kleinen Kasten auf Rädern bei sich führen. Man klärt mich auf, dass jetzt die Transplantation, die Rückübertragung der mir vor einem halben Jahr entnommenen Stammzellen, anstünde. Ich würde nichts merken und hätte nichts zu befürchten. Meine Stammzellen schlummerten bis jetzt im Tiefschlaf bei minus hundertachtzig Grad in einer Truhe. Die fragilen biologischen Alleskönner werden nun durch eine Zaubertechnik aufgeweckt, blitzschnell aufgewärmt und mir in Sekundenschnelle injiziert, bevor sie Schaden nehmen. Die kleine Prozession hat schnell und präzise gearbeitet, sie verabschiedet sich nicht ohne beste Genesungswünsche, ich trete wieder ab nach innen.

Die Nächte: Um die Nieren vor den Schäden der Chemotherapie zu schützen und sie ausreichend mit Flüssigkeit zu spülen, läuft eine Spritzenpumpe *(Perfusor)* mit Kochsalzlösung rund um die Uhr. Der Perfusor gibt ein leises, aber in der Stille gut hörbares Singen von sich, einen hochfrequenten, immer leicht an- und abschwellenden Ton, als ob ein beharrlicher Schwarm von Mücken unsicht- und ungreifbar mal näher, mal ferner um die Ohren fliegt. Die ersten Nächte bin ich platt und benommen, ich schenke diesem virtuellen Plagegeist keine Beachtung. Nach und nach beißt sich dieser Ton aber immer mehr in den Kopf hinein, in halb durchwachten Nächten, zwischen Überdrehtheit und Abgeschlagensein. Alle Bemühungen zur akustischen Isolierung dieses nächtlichen Sirenengesangs, ausgeheckt gemeinsam mit den hilfsbereiten und kreativen Schwestern, scheitern. Weder die Umwickelung der Spritzenpumpe mit Schaumstoff noch das Verbergen hinter einer spanischen Wand bewirken eine Reduktion dieses hochfrequenten Summens. Ich muss mich damit arrangieren. Die Station ist hellhörig, die ganze Nacht hindurch ist das Hin-und-her-Eilen des Pflegepersonals vernehmbar. Türen werden geöffnet und geschlossen, manchmal ein Gemurmel und

Geraschel; das Piepsen der Rufanlage, wenn Patienten die Klingel drücken, bietet die akustische Struktur dazu. Selten steigt das Fußtrappeln auf eine höhere Frequenz und werden die sonst gedämpften Stimmen lauter. Man möchte sich nicht vorstellen, welchem Mitgenossen es gerade schlechter geht.

Tage ohne weiße Blutkörperchen – Postkartenengel und andere Helfer

Die ersten zehn Tage nach Hochdosis-Chemotherapie und Übertragung der Stammzellen gelten als das *Nadir*, der tiefste Punkt im Tal der Leukozytenzahl und als Zeit der Krise (vom griechischen κρίσις: Entscheidung, Zuspitzung). Die nach weitgehender Zerstörung des Knochenmarks in die Blutbahn zurücktransfundierten Stammzellen müssen nun den Weg vom Blut ins Knochenmark finden, dort einen neuen Wohnort gründen, sich in Kohorten vermehren und die Produktion der lebenswichtigen Zellen – rote Blutzellen *(Erythrozyten)*, weiße Blutkörperchen *(Leukozyten)* und Blutplättchen *(Thrombozyten)* – beginnen. Zehn Tage ohne jegliche Abwehr gegen alle möglichen Eindringlinge, zehn Tage in vollständiger *immunologischer Nacktheit*. Für einen Intensivmediziner eine hohe Übung in mentaler Disziplin. Die jahrzehntelange Beschäftigung mit Infektionen, Blutvergiftungen und Lungenentzündungen lässt überall und jederzeit einen Angriff durch Bakterien, Viren oder Pilze erahnen, wohl wissend, dass der Feind überall lauert – selbst auf einer Isolierstation mit peinlichsten Hygieneregeln. Ich registriere jedes Jucken der Haut, jedes Räuspern, jede Empfindung beim Wasserlassen (Hat es jetzt nicht ein wenig gebrannt?) in dem Wissen, dass meine eigene Abwehrarmee vollkommen weggeräumt wurde. Nur eigene Hysterieabwehr und geistige Disziplin helfen hier nicht. Weitere Hilfskräfte müssen eingespannt werden.

An meinem Nachtkästchen klebt eine Postkarte mit einer *Schutzmantelmadonna,* geschaffen am Ende des vierzehnten Jahrhunderts, wahrscheinlich aus der Schule des Meisters der Bozner Urbanuslegende. Diese Mariendarstellung ist beheimatet in der Pfarrkirche Mariä Himmelfahrt in Terlan in Südtirol. Eine schlanke und sportlich trainiert wirkende Maria in einem schlichten dunkelroten Gewand und einem hellen Mantel, der bis auf den Boden reicht. Vier Engel helfen ihr, den Mantel weit aufzuspannen, sie lächeln ebenso zuversichtlich wie Maria selbst. Etwa dreißig Menschen haben sich Hilfe suchend in den Schutz des Mantels gedrängt, sie knien und blicken mit gefalteten Händen auf ihre Schutzherrin. Hieraus lässt sich Zuversicht schöpfen, ebenso wie aus der *Kunst der Fuge* von Johann Sebastian Bach mit ihrer unendlich variantenreichen, aber doch tröstlich-klaren Struktur oder Keith Jarretts *The Melody At Night, With You,* eine CD mit Stücken, in denen der berühmte Pianist in unnachahmlicher Weise mit dem Bassisten Charlie Haiden harmoniert, wobei der Bass zart und doch bestimmt die Melodien des Klaviers reflektiert.

Die Stützung durch Ehefrau und Familie ist natürlich eingeschränkt, Besuche von der Familie oder Freunden sind limitiert. Eine eheliche Nähe mag sich ohnehin nicht recht entfalten, wenn die Frau Gemahlin, ausgestattet mit Mundschutz, Kittel und Handschuhen, zu Besuch kommt. Die Kinder trauen sich sowieso nicht so richtig, ihren Papa derart verändert und geschwächt zu sehen. Kinder wollen ihre Eltern stark sehen. Um kranke Erzeuger machen sie lieber einen Bogen. Eine solcherart veränderte Rolle des Vaters führt zu Verunsicherung. Ich grüble: Möchte ich meine Kinder in diesem Zustand der Schwäche häufiger sehen? Möchte ich Mitleid in ihren Augen wahrnehmen? Das fast unmerkliche Unruhigwerden, wenn eine Stunde um ist und es dem Nachwuchs langsam zu viel wird? Über welche Themen sollten wir uns unterhalten? Wie es im Studium geht? Sowohl diese Vorstellung als auch die Assoziation zu schleppenden Mensch-ärgere-Dich-nicht-Spielen lassen es besser erscheinen, häufigere Besuche abzulehnen. Stattdessen erweisen sich hier SMS- oder WhatsApp-Nachrichten als vorteilhaft: Man zeigt Präsenz und kommunikative Verbundenheit, ohne lange und anstrengende Gespräche zu führen oder sich durch peinlich empfundene Pausen zu schleppen.

Pflegende am Limit

Onkologie-Pflegekräfte arbeiten am Limit. Ein schönes Ritual während meines dreißigtägigen Aufenthalts auf der Isolierstation lässt mich mit Schwester Doris plaudern, während sie in der Früh meinen Venenkatheter sorgfältig inspiziert und neu verbindet. »Gelegentlich dreht einer der jungen Patienten durch«, sagt sie. Die Entlassung verzögere sich, die Therapie schlage nicht so an wie erhofft. Der Erfolg bleibe aus oder verspäte sich. Die lange Isolationszeit wird dann immer unerträglicher (Kontaktsperre und Ausgangsbeschränkung: Hierüber wird auch in der Post-Corona-Ära noch zu reden sein). Manche Krebsleidende bekommen einen regelrechten Koller, werden aggressiv oder weinen und wollen mit aller Macht raus. Die Pflegenden müssen sie psychisch und körperlich einfangen.

Neben einer enormen fachlichen Expertise in diesem sich ständig erweiternden Zweig der Medizin müssen Onkologie-Pflegekräfte in vielfältiger Weise im Umgang mit den wohl schwierigsten Patienten geschult sein: im angemessenen Eingehen auf Depression, Trauer, Aggression oder Unsicherheit. Junge und alte Krebspatienten, das Spektrum reicht von der Leukämie der siebzehnjährigen Schülerin bis zum Prostatakrebs des betagten, schon lange pensionierten Lehrers (das spezielle Gebiet der frühkindlichen pädiatrischen Onkologie stellt eine besondere Herausforderung dar). Neben der manuellen Geschicklichkeit bei der Handhabung von Kathetern und Infusionen, bei der Wundversorgung oder Lagerung bestehen höchste Anforderungen im Umgang mit hochkomplexen Medikamenten und Chemotherapeutika. Es gibt derzeit keinen Bereich in der Heilkunde, in dem in so kurzer Zeit ständig neue und Erfolg versprechende Behandlungsstrategien eingeführt werden (Antikörper-Therapie, Checkpoint-Blocker, CAR-T-Zell-Therapie).

Die wirklich herausfordernden und ergreifenden Themen betreffen das Menschenschicksal an sich: der Umgang mit Patientenverfügungen, das Sprechen über Diagnosen, Prognosen und Ungewissheiten. Hilfe bei der

Verarbeitung schlechter Nachrichten oder – last but not least – der Selbstschutz von Ärzten und Pflegenden im Kontext dieses schwierigen Aufgabenfeldes.

In einer großen zusammenfassenden Analyse der bisherigen Forschung zur psychischen Belastung von Pflegenden zeigte sich in der Auswertung von siebenundzwanzig Studien übereinstimmend: Pflegende in der Onkologie weisen eine überproportionale Häufigkeit an emotionaler Erschöpfung, Selbstentfremdung mit Beeinträchtigung des Persönlichkeitsbewusstseins (Depersonalisation) und einen stärkeren Verlust an persönlicher Stärke auf im Vergleich zur Pflege in anderen Bereichen.[7] Die Gefahr des Burn-outs ist in dieser Berufsgruppe besonders groß. Alter, Berufserfahrung und Arbeitsbelastung (der englische Begriff *workload* ist hier in seiner Aussagekraft unerreicht) gelten als Risikofaktoren für Burn-out. Angebote und Anleitungen zur Selbsthilfe oder Schulungen in Empathie und Kommunikation hingegen fördern die Resilienz, wirken persönlichkeitsstärkend und minimieren das Risiko psychischer Erschöpfung.[8] Ärzte in der Krebsmedizin sind prinzipiell nicht besser dran. Sie sind zwar nicht so nah am Patienten wie Pflegekräfte, aber es obliegt ihnen doch häufiger und intensiver das aufklärende Gespräch über Diagnosen und Prognosen. In einer Untersuchung zur Lebensqualität von Ärzten in der Onkologie gab ein großer Teil der Befragten an, das berufliche Leben als außerordentlich belastend zu empfinden. Die größte Schwierigkeit wird darin gesehen, die Mühsal der täglichen Arbeit nicht in den privaten Lebensbereich hinüberschwappen zu lassen. Ärztinnen hatten in dieser Beziehung größere Probleme als ihre männlichen Kollegen, und jüngere Ärzte unter fünfzig Jahren fühlten sich stärker herausgefordert als ältere Doktoren.[9]

Zur Philosophie der Übelkeit

Ab dem fünften Tag stellt sich eine umfassende Übelkeit ein. Sie kündigt sich zunächst durch den Vorläufer, die Appetitlosigkeit, an. Der Anblick des von Stationsassistentinnen hereingebrachten und mit einem fröhlichen »Guten Appetit« abgestellten Klinikessens ruft innere Verweigerung hervor. Täglich werden mehrere Tausend Mahlzeiten für Patienten und Mitarbeiter zubereitet. Sie genügen gewollt ohnehin keinen hohen kulinarischen Ansprüchen. Aber ich beginne jetzt zu begreifen, was die Ausdrucksweise *gesegneter Appetit* zur Bedeutung bringen will. Bei kräftigem Hunger besteht auch echte Freude auf ein einfaches Nudelgericht (die Sorte Miracoli war aus unserem Studentenleben nicht wegzudenken). In meiner aktuellen Phase gelingt es noch, durch Herumstochern und Zerdrücken der Kartoffeln in der Soße dem Magen ein gewisses Interesse an der Nahrungsaufnahme vorzuheucheln. Die Hälfte der Speisung kann aufgenommen werden, der Fruchtjoghurt ist der späte Höhepunkt. Allmählich geht das fehlende Interesse an der Nahrungsaufnahme in richtige Übelkeit über. Die Steigerung ist dann der Brechreiz, verbunden mit Ekel vor Essbarem.

Eines Tages wird mir zum Nachtisch eine Packung Milchreis mit Zimt hingestellt, ich öffne sie unbedacht, ohne die Packung genauer anzuschauen und ohne an mein Milchreis-Trauma zu denken. In den 1960er-Jahren fuhr die Familie im Opel Rekord jedes Jahr in den Sommerferien an die Ostsee. Vater und Mutter saßen natürlich vorn, der Vater rauchte gut gelaunt und erwartungsfroh eine Zigarette nach der anderen. Wir drei Kinder hatten uns auf die Rückbank gezwängt, meine etwas übergewichtige Schwester zur Linken, sie fiel unmittelbar nach Platznehmen in einen Tiefschlaf, der die ganze Fahrt währte und sie immer »einnehmender« werden ließ. Zur Rechten meine andere Schwester, schlanker, aber umso aufgedrehter. Sie redete während der ganzen Fahrt auf mich ein. Ich hingegen versuchte, von links und rechts bedrängt, die Beine angezogen (damals lief noch ein Tunnel durch die Autos mit einer Stange für das Getriebe), angespannt die Fahrt zu überstehen. Im Ostsee-Badeort gab es am Strand einige Trinkhallen, in denen auch preiswert eine Portion Milchreis mit Zimt angeboten wurde. Jeden Mittag zog die Familie um Punkt zwölf Uhr vom Strand über die Trinkhalle zur Mittagsruhe in die Ferienwohnung. Und jeden Mittag musste ich gegen einen massiven inneren Widerstand Milchreis essen, was mir eine nachhaltige Aversion gegen dieses Nahrungsmittel einbrachte. Ich hatte es bisher auch vermieden, Milchreis zu mir zu nehmen, nun also wird er mir hingestellt, und allein der aufsteigende Geruch führt dazu, dass ich reflexartig und unkontrollierbar das Mittagessen abgeben muss, als ob ich mich hiermit von einem Teil meiner Jugend trennen müsse.

Die DDR-Schriftstellerin Maxie Wander hat ein Tagebuch ihrer Brustkrebserkrankung geschrieben, das nach ihrem Tod von ihrem Ehemann im Jahr 1979 veröffentlicht wurde *(Leben wär' eine prima Alternative)*. Darin beschreibt sie sehr intensiv ihr Erwachen nach der Operation*:* »Unendlich lange hängen Flaschen über mir, und ich schaue unruhig zu, wie die farblose und die rote Flüssigkeit aus der Flasche in den Schlauch tröpfeln. Mir ist sehr mies … Ich breche, breche, breche, den Rest des Tages und die Nacht über, möchte am liebsten gleich sterben.«[10] Auch wenn Brechreiz und starke Abneigung gegenüber der Nahrungszufuhr bei Krebskranken durch Medikamente und medizinische Maßnahmen erklärbar sind, lohnt es sich, einen weiteren Blick auf diese starken Affekte zu werfen. Der französische Existenzialist Jean-Paul Sartre schrieb im Jahr 1938 den Roman *La Nausée*. *Nausea* ist der medizinische Fachbegriff für Brechreiz oder Erbrechen. Die deutsche Übersetzung für Sartres Titel lautet *Der Ekel*.[11] Brechreiz und Ekel liegen offensichtlich nah beieinander. *Ekel* ist die Abneigung oder ein starker Widerwille gegen Substanzen, gegen Objekte oder gar Subjekte. Winfried Menninghaus hat eine ausführliche Sichtung und Analyse des Ekels in Alltagskultur, Ästhetik, Kunst und Psychoanalyse vorgelegt.[12] Er postuliert, dass Ekel eine Gegenwehr zum Schutz des eigenen Körpers darstellt. Es kommt dem Leib etwas zu nahe, das als überaus unangenehm und aufdringlich empfunden wird. Der Ekel sei dabei eine Art Abstoßungsreaktion, um sich der zudringlichen Sache zügig zu entledigen. Neurologen und Psychologen betrachten Ekel als ein jedem Menschen innewohnendes Reflexmodell, das – ähnlich wie die Empathie – anthropologisch dem Überleben der Spezies dient und die instinktive Abwehr von Schädlichem sichert.

Ekel entäußert sich in entsprechender Mimik, verbunden mit Übelkeit oder gar Brechreiz. Es gibt im Gehirn ein gut lokalisierbares »Brechzentrum«, und möglicherweise ist es nicht Zufall, dass sowohl Chemotherapeutika als auch der Anblick eines verwesenden Tieres dieselben Hirnareale stimulieren. In Sartres Roman finden sich die Begriffe *nausée* und *dégoût*. Hier ist die französische Sprache differenzierter, denn für die sublime Verwendung von *nausée* (Übelkeit, Brechgefühl, *organischer* Ekel) und *dégoût* (Ekel im *abstrakten* Sinne, Abscheu) kennt die deutsche Sprache keine Unterscheidung.

Das Brechzentrum war in dieser Phase bei mir gut stimulierbar. Bevor es zum Äußersten kam, war zunächst der Ekel als erste Eskalationsstufe vorgeschaltet. Die mit einem (natürlich unbewusst) provozierenden »Maaahlzeit!« von der Stationshilfe angelieferten Spätzle mit Soße – der visuelle Reiz wurde vom Duft untermauert – lösten zunächst heftigen Ekel aus. Wenn ich schnell genug in der Lage war, beide Reize zu unterbinden (indem ich mich rasch in die Nasszelle zurückzog), konnte das Schlimmste vermieden werden. Eskalierte auf dem eiligen Rückzug zur Toilette der Ekel zum Brechreiz, dann war ja eine naheliegende Lösung zur nebenwirkungsarmen Entleerung da. Allerdings ließen die hilfreichen Mitarbeiterinnen das Essen ziemlich lange stehen in der Hoffnung, dass der Kranke, dem schließlich zur Genesung zu verhelfen sei, den gustatorischen Reizen doch noch erliegen möge. Ich musste mich also entweder mit von der Quelle des Übels weggedrehtem Gesicht im Bett verkriechen oder mit wackeligen Beinen den Flur aufsuchen. Meistens habe ich es mit Variante eins versucht.

Für ca. vier Wochen war nicht viel zu machen, nur sehr ausgewählte, kalte Mahlzeiten, mancher Joghurt konnte mit äußerster Willensanstrengung hinuntergewürgt werden. Erst zurückgekehrt in den Schoß der Familie, wurde es langsam besser und das ständig ge- und überforderte Brech- und Ekelzentrum konnte sich langsam erholen. Über mehrere Monate kritische Kandidaten blieben Backwaren; Semmeln und Brezen waren bis zum Frühsommer absolut tabu. Das Ende der Übelkeitsphase – definiert durch einen Zustand des Wiedererlangens einer spontanen und lustvollen Freude aufs Essen – stellte sich erst ein halbes Jahr nach Entlassung von der Knochenmarkstation ein. Interessanterweise erfühlte ich zu diesem Zeitpunkt auch die ersten zarten Stoppeln auf dem Schädel.

Das Gewicht, die Drohung und die Astronautenkost

Nach mehreren Verweigerungen der Nahrungsaufnahme oder gar Abgabe des Mageninhaltes im Angesicht des abgestellten Tabletts mit dem Lieferungszettel *Gulasch mit Spätzle* erfolgt durch die Schwestern der Appell zum Antritt auf die Waage: ein Minus von sechs Kilogramm innerhalb einer Woche wird konstatiert und mit sorgenvoller Miene in die elektronische Akte eingetragen. Es folgt eine ärztliche Drohung: Setzt sich der Gewichtsverlust fort, muss die Ernährung über eine Infusion, eingeführt über den Venenkatheter, fortgesetzt werden. Ich weiß als Intensivmediziner, dass solche Infusionen mit den Substraten Zucker, Aminosäuren und Fett hilfreich sind, aber die regelmäßige Füllung des Verdauungstraktes den Darm und das Immunsystem am besten bei Laune halten und schützen. Ich habe gelernt, dass die natürliche Nahrungsaufnahme (*enterale* Ernährung) wenn möglich auch bei Krankheit vorzuziehen ist und die künstliche Ernährung über die Vene (*parenterale* Ernährung) nur eingesetzt werden soll, wenn es nicht mehr anders geht. Daher gilt es für mich, Letzterer zu entkommen.

Ich höre mich unter meinen Leidensgenossen um: Als Geheimtipp gilt eine hochkalorische Sondenkost mit verschiedenen, künstlich sehr übersteigerten Geschmacksrichtungen (der Hit: *tropical!*), die man am besten eiskalt mit geschlossenen Augen hinunterstürzt. Mit diesem Vorgehen werden Übelkeit und Erbrechen sozusagen durch den Kältereiz überlistet. Ich betrachte erst mal argwöhnisch das Produkt im Kühlschrank des Gemeinschaftsraumes. Dann kippe ich die zweihundertfünfzig Milliliter tapfer in mich hinein. Eine große und umfassende Künstlichkeit zieht sich durch Mundhöhle und Gaumen. Aber sie bleibt drin – im Gegensatz zum Kalbsfrikassee. Es funktioniert tatsächlich, und es gelingt mir mit dieser Technik (dreimal pro Tag einen Beutel *tropical* à dreihundert Kalorien in den Schlund geschüttet), eine natürliche Nahrungsaufnahme beizubehalten.

Pieter Bruegel hinter dem Fenster und SMS und WhatsApp als digitale Tröster

Es ist strenger Frost im Januar, der kälteste Winter der letzten Jahre. Die Schwestern, die mich in der Früh wecken, kommen mit von der Eiseskälte geröteten Gesichtern ins Zimmer. Meine Frau kündigt sich zu Besuch an, mit unserem Hund Levie, allerdings auf besondere Weise: Sie steht unten im Klinikgarten, ich oben am Fenster, wir telefonieren und winken uns zu. Levie schaut recht irritiert, als er die digitale Stimme seines Herrchens aus dem Handy hört. Wir besprechen die wichtigen Dinge des Alltags, die Nachrichten von den Kindern aus ihren Studentenstädten, die Eisglätte in der ganzen Stadt, die schon zu zahlreichen Stürzen geführt hat, und dass beim Nachbarn die Heizung eingefroren ist.

Digitale Tröstungen sind auf einer Isolierstation zu einem festen Bestandteil geworden; sie haben sich vor allem auch jetzt in Zeiten der Ausgangsbeschränkungen und Kontaktsperren einen anhaltenden Platz in der Welt der Kommunikation erobert. Ohne live gestreamte Grüße von Ehefrau oder Enkel, ohne hochfrequente WhatsApp- oder SMS-Botschaften ist das Überleben nicht vorstellbar. Es wird emsig verschickt und empfangen, es geht zu wie in einem digitalen Taubenschlag. Wenn Digitalisierung ohne Wenn und Aber seine begrüßenswerte Seite hat, dann unter diesen Bedingungen der Isolationshaft aus Krankheitsgründen.

Zweimal am Tag klopfen zaghaft Reinigungskräfte und wischen durch. Sie arbeiten schnell, sie schauen mich nicht an, der Kopf ist zu Boden geneigt, als ob jedem

Staubfitzel nachgespürt wird, eine Unsicherheit ist spürbar. Tagaus, tagein in die Zimmer von Schwerstkranken zu treten wird Spuren hinterlassen, denke ich mir. Sie werden schon so manches Elend gesehen haben und vielleicht auch in so manchem Zimmer die *finale* Säuberung vollzogen haben. Wie geht man damit um? Mit Wischen und Abstauben begleiten sie die Patienten oft über Monate – bis diese entlassen werden oder den letzten Weg gehen … Konzentration auf die Reinigungsarbeit und den Leidenden nicht in die Augen schauen – wahrscheinlich die beste Strategie für den Selbstschutz.

Auch die tägliche Visite geht schnell und sachlich vorbei. Es wird mir Geduld verschrieben, die weißen Blutkörperchen sind weiter bei 0,00. Die Ansage lautet: In einer Woche werden die frisch eingenisteten Stammzellen in die Produktion gehen, Kopf hoch! Dann sind die Ärzte wieder weg. Mit großer Willenskraft zwinge ich mich zu einem Spaziergang auf dem Flur, mit Gesichtsmaske und Schutzkittel und zittrigen Beinen. Meine Leidensgenossen sind auch schon unterwegs und schlurfen auf und ab. Gedämpfte Gespräche, die *Bild*-Zeitung unterm Arm. Ein Mitbewohner wird entlassen. Unter dem Schutzkittel lugt zivile Kleidung hervor, ein ungewohnter Anblick in diesem Biotop der Krebskranken. Neidische Blicke folgen ihm, als er mit Rollkoffer und warmherzigen Verabschiedungen durch das Stationsteam die *Stadt der halben Gesichter* verlässt. Wir Übrigen nehmen unseren Gang wieder auf, die ganz Schwachen werden von Physiotherapeuten gestützt.

Die Wagen mit dem Mittagessen treffen ein, der Geruch ruft – wahrscheinlich nicht nur bei mir – beginnende Übelkeit hervor. Wie auf Kommando verschwinden alle in ihr Zimmer. Ich stelle mir vor, wie sie ihren individuellen Kampf mit der Nahrungsaufnahme ausfechten. Der Mittagsschlaf hat dann etwas Tröstendes – man hat den halben Tag geschafft, die Essensaufnahme ist mit Glück ohne wesentliche Kollateralschäden (Erbrechen) erfolgt, der Rest der Mahlzeit ist abgetragen, und eine körperliche Leistung (fünfmal den Flur auf und ab) gab es auch schon … Mit Meditationsmusik sich wegbeamen, bevor Besuch kommt oder um achtzehn Uhr das Abend essen droht.

Gegen fünf beginnt die Dämmerung. Eine sehr melancholische Phase des Tages, auf die ich mich freue. Mein Zimmer ist nach Westen ausgerichtet, eine weite Sicht auf umliegende Stadtteile, schneereiche Felder und Wald. Ein Schlittenberg in der Ferne, dahinter die bleich-rötliche Sonne. Ab einem bestimmten Moment ergibt sich ein bläulich-scherenschnittartiges Bild der eifrig den Schlitten ziehenden Kinder, ich fühle mich lebhaft an die Winterlandschaften von Pieter Bruegel erinnert. Lebhafte und wehmütig-schöne Assoziationen an die Winterausflüge mit meinen drei kleinen Kindern laufen durch den Kopf, und die Tränen laufen auch. Die entzückten Ausrufe der in unförmige Winteranzüge eingepackten Sprösslinge (es gab ja damals noch richtige und regelmäßige frostkalte Winter!), wenn der Schlitten Fahrt aufgenommen hatte. Das sehr schnelle Umschlagen in nerviges Kältequengeln, wenn die Backen und Finger halb gefroren waren.

Wenn man als Vater von erwachsenen Kindern ohnehin mit Wehmut und dem sogenannten Empty Nest-Syndrom zu kämpfen hat, weil sich die Brut abgenabelt hat,

dann ist eine Isolationshaft in der Knochenmarktrans-
plantationsstation gut geeignet, die Trauer über die ver-
fliegende Zeit (und damit immer das Bewusstwerden der
Endlichkeit) zu vertiefen. Die Tränen tun gut und ver-
siegen erst, als die Pieter-Bruegel-Stimmung durch tiefe
Dunkelheit abgelöst wird. Umstellt von lebensrettenden
Maschinen und gleichzeitig in tiefer Einsamkeit, verkrie-
che ich mich in mein Bett und verzichte heute mal auf
Claus Kleber und Gundula Gause vom *heute journal,* die
können mir jetzt auch nicht weiterhelfen; die meisten
Nachrichten sind ohnehin nicht angetan, die Stimmung
aufzuhellen.

Die ersten Haare im Waschlappen und ein Lob der Kahlheit

Nach zehn Tagen kommt während der Visite die frohe
Botschaft: Eine winzige Population weißer Blutkörper-
chen wird im Laborbefund bestätigt (Laborwert: 0,04).
Gute Laune bei den Stationsärzten, die Therapie geht den
richtigen Weg. Ich weiß aus eigener Erfahrung, dass die
Behandlung eines ärztlichen Kollegen immer auch mit
einem speziellen Druck verbunden ist – es muss alles
klappen und möglicherweise sogar besonders gut gehen.
Man will sich gegenüber Berufsgenossen keine Blöße geben. Die Spitzenmedizin trägt den (unausgesprochenen)
Anspruch in sich, nahezu alles zu ermöglichen und dem
Tod die Stirn zu bieten. Dieses Gelübde darf ausgerechnet
bei einem ärztlichen Amtsbruder, einer Amtsschwester,
nicht gebrochen werden. Ein nicht haltbares Versprechen

auf Heilung muss in solchem Fall als besonderes Scheitern wahrgenommen werden.

Während mein Knochenmark also *blühenden Landschaften* entgegensieht, macht sich noch eine andere Veränderung bemerkbar. Bei der morgendlichen Reinigung mittels Waschlappen (duschen ist, wie erwähnt, nicht erlaubt) finden sich zunehmend Exemplare meines (ohnehin nicht mehr sehr reichlichen) Haupthaares in dem nassen Frottee. Nach drei Tagen werde ich zunehmend kahl, ein unangenehmer Zwischenzustand wird mit dem Rasierer rasch beendet. Zunächst sticht und kribbelt es beim Streichen über den Kopf, dann wird der Skalp glatt und weich. Die haarlose Zeit beginnt, sie dauert bei den meisten Leidensgenossen bis zu einem halben Jahr. Viele Krebspatienten leiden unter einer Glatze, sie macht die Erkrankung für jedermann sichtbar. Ein deutliches Stigma. Mit Perücken, Mützen oder kreativ gewickelten Tüchern wird die Kahlheit verborgen. Manche hingegen tragen die Glatze bewusst und mit einem Selbstverständnis für ihr Schicksal: Seht her, ich habe Krebs, und ich stehe dazu. Es bringt naturgemäß viele Menschen in Verlegenheit, wenn sie unvorbereitet mit einem unübersehbaren Manifest der Lebensbedrohung konfrontiert werden und die richtigen Worte und Gesten finden wollen. Als der fünfzehnjährige Max aus Hof an Krebs erkrankte und kahl wurde, beschlossen seine Mitschüler der Klasse 10a der Realschule, sich aus Solidarität ebenfalls Glatzen zu rasieren, wie die *Süddeutsche Zeitung* berichtete.[13] Sie wollten ihrem Mitschüler zeigen, dass er nicht alleine ist, indem sie sozusagen das Stigma des Einzelnen aufhoben durch die Stigmatisierung aller (womit das Stigma seine Funktion verlor). Obwohl manche Eltern ihren Sprösslingen diese Aktion untersagen wollten, setzte sich die Klassengemeinschaft durch, es entstand ein anrührendes Abschlussbild der Klasse. Alle Jungen trugen Glatze und schwarze T-Shirts, der Kranke ist unter ihnen nicht zu erkennen.

Der neuplatonische Dichter Synesios wurde bereits in frühen Jahren kahl, worunter er offensichtlich sehr litt und sich der Depression hingab. Zur Abwehr seiner Schwermut schrieb er die Abhandlung *Lob der Kahlheit,* in der er – wie sollte es anders sein – postulierte, dass »dort der Verstand einzieht, wo die Haare weichen«.[14] Eine schöne und pfiffige Interpretation vor knapp zweitausend Jahren. Synesios, der später, im Jahr 410, Bischof der nordafrikanischen Stadt Ptolemais wurde, behauptete sogar – mit einer gehörigen Prise Eigenlob –, dass ein Mann mit einem kahlen und runden Kopf »zur endgültigen Reife gelangt« sei, da gemäß platonischer Vorstellung die Form der Kugel *(sphaira)* die vollendete Form der Schöpfung widerspiegele. »Den vergleichsweise schlichten Seelen macht es nichts aus, sich auch in einem behaarten Kopf einzunisten, der endlos weit entfernt ist von der vollkommenen Gestalt der Kugel. Die urteilsfähigen Seelen aber haben sich alle einen würdigen Sitz ausgesucht … in der Form des kahlen Kopfes.« Das *Lob der Kahlheit* – eine rhetorisch gelungene, mit Augenzwinkern durchsetzte Schrift, die allen unter Haarverlust leidenden Frauen und Männern ans Herz gelegt werden kann! Meine Kahlheit währte exakt ein halbes Jahr, am Schluss konnte ich sie akzeptieren. Die ersten Stoppeln im Juli waren dann dennoch ein freudiger Anlass, gefeiert mit einem Glas gut gekühltem Pinot Grigio auf der Terrasse.

Der Tod – nicht länger zu ignorieren

Sterblichkeit – der uns bekannte Teil der Unsterblichkeit.

Ambrose Bierce,
Des Teufels kleines Wörterbuch

Die Firewall der Verdrängung wird löchrig

Ich habe überlebt und freue mich täglich mit tiefer Dankbarkeit darüber. Auf der anderen Seite ist mir der Tod im Nadir, am Höhepunkt der Krise, bisweilen ganz schön nah auf die Pelle gerückt. Ich habe in meiner Berufszeit so manchen Patienten beim Sterben begleitet, zumeist gemeinsam mit den Angehörigen. Doch gab es leider auch welche, die nie Besuch von einem Familienmitglied oder Freund bekamen. In diesen Fällen waren wir, das Intensivpersonal, zusammen mit einem Geistlichen die Gefährten der letzten Lebensstunden.

Geübt zu sein in der Sterbebegleitung anderer heißt noch nicht, auch eingeübt zu sein in die Vorstellung des eigenen, unausweichlichen Todes. Obwohl bei der Entstehung des Lebens a priori inbegriffen, gilt der Tod eines Menschen stets als eine Art Skandal, und der eigene Tod ist eigentlich unvorstellbar. Wir nehmen den Tod eines verdienten Politikers oder eines entfernten Bekannten mit kurzem Bedauern zur Kenntnis, wir betrauern den Tod eines Verwandten, und wir sind zutiefst erschüttert und aus dem Lebensgleis gehoben bei dem Abschied von einem Familienmitglied oder Partner. Denn im Grunde gilt: »Der Tod, jeder weiß das, ist etwas, das nur dem anderen widerfährt.«[1]

Trotz des Fortschrittsglaubens und der wachsenden Lebenserwartung werden wir nicht ewig existieren, und die Sterblichkeit wird auch weiterhin zur Definition des Menschen gehören. Der Zugang zum Tod und die Grenzziehung zwischen Leben und Tod waren allerdings schon immer sowohl biologisch definiert als auch besonders kulturell beeinflusst, wie nicht zuletzt die Debatte um das Hirntodkonzept der letzten Jahre eindrucksvoll beweist.[2] Der *Tod* – sofern man akzeptiert, dass er der Gegenbegriff zu *Leben* ist – ist eigentlich nicht definierbar ohne eine Definition des Lebens, und auch diese Definition wurde in den letzten Jahrhunderten mehrfach verschoben und umgedeutet. Man denke an die kontroversen Diskussionen über den Beginn des (ungeborenen) Lebens oder den (temporären) Herzstillstand. »Man kann sich die Kulturabhängigkeit der Todesbestimmung daran klarmachen, dass die Gültigkeit der Aussage ›Dieser Mensch ist tot‹ davon abhängt, was es im jeweiligen [kulturellen und naturwissenschaftlich-medizinischen – Einfügung durch den Autor] Kontext heißt, ein lebendes menschliches Wesen zu sein.«[3]

Auch wenn die Auffassung vom Tod somit in seiner Definition und *objektiven* Fassbarkeit (sofern das überhaupt möglich ist) einem kulturellen Wandel unterliegen mag, die *subjektive* Furcht vor dem eigenen Versterben und die empfundene »Skandalhaftigkeit« des eigenen Todes blieben und bleiben über die Menschheitsgeschichte als Kontinuum des Menschseins bestehen. Die *Verdrän-*

gung des Todes in modernen Gesellschaften[4] schlägt sich unter anderem darin nieder, dass der überwiegende Teil der Menschen heutzutage sein Lebensende im Krankenhaus, in Heimen oder auf Palliativstationen *erlebt* (beziehungsweise erleben *muss*). In Umfragen in der Bevölkerung – »Wie wünschen Sie sich ein würdevolles Sterben?« – gab die überwältigende Anzahl der Befragten an, zu Hause sterben zu wollen. Der Schriftsteller Walter Benjamin formulierte bereits im Jahr 1936 mit der ihm eigenen Präzision: »Heute sind die Bürger in Räumen, welche rein vom Sterben geblieben sind, Trockenwohner der Ewigkeit, und sie werden, wenn es mit ihnen zu Ende geht, von den Erben in Sanatorien oder Krankenhäusern verstaut.«[5] Bei dem Wunsch des Menschen, zu Hause sterben zu können, wird häufig der Tod mit dem Adjektiv »gut« verknüpft, und als *guten* Tod könnte man die »*geregelte* Rückgabe oder Rückführung des Lebens … in eine vorgegebene Ordnung der Natur …«[6] verstehen, während ein *schlechter* Tod offensichtlich derjenige ist, der unzeitig kommt durch Unfall oder akute Krankheit und somit dem Betroffenen keine Gelegenheit gibt, sich darauf vorzubereiten.

In unserer Gesellschaft mit den Idealen von Jugendlichkeit, Fortschritt, Gesundheit und Leistung ist für Sterben und Tod nicht mehr viel Platz geblieben, und die neue Form des Corona-Todes zeigt noch mal eindringlich, in welch ambivalenter Weise unsere Gesellschaft zwischen Akzeptanz und Verdrängung der Endlichkeit oszilliert. Der Begriff und die Zahlenspiele mit den »Corona-Toten« haben sich offensichtlich ohne nennenswerten Protest in den Medien etabliert. Die *Bild*-Zeitung hat einen Corona-Radar entwickelt, der ständig über die aktuellen Corona-Toten Auskunft gibt. Der Begriff »Corona-Toter« führt – wie auch der Begriff »Krebs-Toter« – zu einer Herabwürdigung und schlagwortartigen Miniaturisierung des so unbegreiflichen Mysteriums des Todes. Der Tod als »metaempirische Tragödie«[7] wird hier eingedampft zu einer medienaffinen Zahl. Eine Ware für Journalisten, deren Aktualität ihren Preis hat. Mich verwundert, dass von Theologen oder Ethikern bisher kein Protest zum so beliebten *terminus technicus* »Corona-Toter« laut geworden ist. Es wird viel Stoff zur Aufarbeitung geben nach der Corona-Krise, und der Umgang mit dem Tod gehört sicherlich dazu.

Auch wenn manche Soziologen meinen, es finde derzeit ein Übergang von einer Verdrängungs- zu einer Akzeptanzphase des Todes statt,[8] ist für mich – als jahrzehntelanger Sachwalter des Sterbeortes Intensivstation – von einer Enttabuisierung des Todes (noch) nichts zu spüren. Viele meiner Kollegen, und in der ersten Hälfte meines Berufslebens mich eingeschlossen, empfanden das Sterben eines uns anvertrauten Patienten als Niederlage, gegen die man sich häufig lange unter Einsatz aller Technik gewehrt hatte. Ich denke, inzwischen tritt sehr langsam ein zaghafter Wandel unter den Medizinern ein: Der Begriff »Therapieziel« erlebt gerade einen ethischen Bedeutungszuwachs bei vielen Kollegen: Gemeint ist die ständige Überprüfung des Therapiefortschritts (Tue ich dem Patienten wirklich etwas Gutes?), die sorgfältige Abwägung zwischen einer sinnvollen Maßnahme, zum Beispiel einer künstlichen Beatmung, an deren Ende ein vom Betroffenen akzeptiertes Weiterleben steht oder stehen kann, und einem ungerechtfertigten (und unethischen) Versuch, dem letztlich unaufhaltsamen Sterbeprozess Paroli zu bieten.

Solche Konzepte und Gedanken werden von Intensivmedizinern zunehmend erwogen und öffentlich diskutiert; das ist ein erfreulicher Prozess, der Hoffnung auf den Erhalt einer humanen Medizin macht. In diesem Sinne ist auch die rasante Entwicklung der Palliativmedizin in den letzten zwei Jahrzehnten einzuordnen. Die sich (sehr langsam) durchsetzende Einsicht, dass der Tod eines Patienten keine Niederlage für die Medizin ist oder sein muss, schlägt sich allmählich in einem zunehmenden Engagement der Ärzte für ein würdevolles und schmerzfreies Sterben nieder. Wir Ärzte beginnen zu begreifen, dass wir nicht immer »das Letzte aus unseren Patienten herausholen« müssen. Die Palliativmedizin stellt das Wohlbefinden, die Wünsche und Ziele des Patienten am Lebensende in den Mittelpunkt (*cura palliativa* von lateinisch *palliare* = »mit einem Mantel umhüllen«). Obwohl sich die Intensivmedizin dem kurativen Ansatz des Heilens verschrieben hat und die Palliativmedizin die Leidensminderung betont, haben beide Fachdisziplinen gemeinsame Aufgaben:[9] die Sterbebegleitung von Patienten sowie die Unterstützung ihrer Angehörigen. Palliativmedizinische Prinzipien können und sollen in die intensivmedizinische Behandlung integriert werden, dies ist ein wichtiger und hoffnungsvoller Ansatz, der allerdings noch in den Kinderschuhen steckt. Immerhin haben einige mir bekannte Intensivmediziner eine Zusatzausbildung in Palliativmedizin erworben, aus dem inneren Gespür für die notwendige Verflechtung von Hightech-

Medizin und gleichzeitiger Bewahrung der Humanität. Besonders, aber nicht nur im Sterbeprozess.

Darf der Mensch über seinen eigenen Tod bestimmen? Darf er den Zeitpunkt festlegen, wenn er nach sorgfältiger Reflexion unter einem unendlichen Leidensdruck das Leben vollkommen unerträglich findet? Wenn ja, sollen/dürfen Ärzte bei der Durchführung dieses Wunsches unterstützend mitwirken? Die Ärzteschaft hat bisher eine klare Stellung bezogen: »Hilfe beim Sterben, keine Hilfe zum Sterben« wurde in einem Artikel im *Deutschen Ärzteblatt* von einem renommierten Palliativmediziner betont.[10] Das Berufsethos des Arztes verlange, keine Hilfe zur Selbsttötung vorzunehmen, stattdessen solle der Arzt respektvoll mit Todeswünschen von Patienten umgehen und eine bestmögliche palliative Unterstützung anbieten. Ähnlich hatte der Gesetzgeber im Sterbehilfegesetz von 2015 eine »geschäftsmäßige« Hilfe beim Suizid verboten, wobei als *geschäftsmäßig* die Anwendung dieser Maßnahme über ein einziges Mal hinaus zu verstehen war.

Allerdings hatten in einer groß angelegten Forsa-Umfrage unter der deutschen Bevölkerung im Auftrag der DAK-Gesundheit im Jahr 2015 schon siebzig Prozent der Befragten angegeben, bei einer schweren Erkrankung auf Möglichkeiten der *aktiven* Sterbehilfe zurückgreifen zu wollen. Man interpretierte dieses eindrucksvolle Votum so, dass zu diesem Zeitpunkt die Möglichkeiten eines schmerzfreien und würdevollen Sterbens mithilfe der Palliativmedizin noch nicht ausreichend bekannt waren und sich daher in den Antworten schlicht die Angst vor einem grausamen und fremdbestimmten Sterben widerspiegele. Es war jedoch immerhin ein Konflikt zwischen dem Wunsch der Bevölkerung und der klar positionierten ethischen Einstellung der Ärzteschaft erkennbar.

Zur Überraschung nahezu aller Ärzte, Ethiker und Juristen fällte der Zweite Senat des Bundesverfassungsgerichts im Februar 2020 ein aufsehenerregendes Urteil, indem er im Rahmen des allgemeinen Persönlichkeitsrechtes ein Recht auf selbstbestimmtes Sterben als Ausdruck persönlicher Autonomie ohne Wenn und Aber bejahte und damit das Sterbehilfegesetz von 2015 kippte. »Die Entscheidung des Einzelnen, seinem Leben entsprechend von Lebensqualität und Sinnhaftigkeit der eigenen Existenz ein Ende zu setzen, ist im Ausgangspunkt als Akt autonomer Selbstbestimmung von Staat und Gesellschaft zu respektieren.«[11]

Verständlich, dass dieses Urteil die Ärzteschaft, Ethiker und Theologen gehörig aufgewirbelt hat und sowohl heftige Zustimmung als auch empörte Zurückweisung hervorrief. Peter Darbrock, Theologe, Ethikprofessor und damaliger Vorsitzender des Deutschen Ethikrates, sagte, der Lebensschutz wiege in diesem Urteil nichts, und die Waage neige sich bis zum Anschlag in Richtung uneingeschränkter Autonomie. Andere Theologen befürchten auch, dass jetzt wieder vermehrt Geld mit Sterbehilfe verdient werden solle. Die Folgen dieses Urteils für die ärztliche und palliative Arbeit sind noch gar nicht absehbar, der Gesetzgeber muss ja erst noch die Vorgaben des Bundesverfassungsgerichts umsetzen. In der Bundesärztekammer (BÄK) löste das bahnbrechende Urteil ein verhaltenes oder sogar zwiespältiges Echo aus: Ihr Präsident, Klaus Reinhardt, wies darauf hin, dass das Bundesverfassungsgericht zwar dem Selbstbestimmungsrecht am Ende des Lebens weiten Raum zugesprochen habe, es aber auch die Notwendigkeit für eine gesetzgeberische Regulierung der Beihilfe zur Selbsttötung sehe, da von einem *unregulierten* Angebot geschäftsmäßiger Suizidhilfe Gefahren für die Selbstbestimmung ausgehen könnten.

Ich habe weder als Arzt noch als Patient eine feste Einstellung zum Thema selbstbestimmtes Sterben gefunden, und ich denke, es kommt viel auf eine ethisch verantwortungsvolle Umsetzung an. Hier gibt es noch Nachdenkenswertes. In der Intensivmedizin zumindest ist dieser Aspekt von geringerer Bedeutung. Da müssen Arzt und Angehörige gegebenenfalls befinden, ob trotz aller apparativen Technik das Ende des Lebens des Patienten erreicht ist, da geht es also um verantwortungsvolle und sorgfältig abgewogene Entscheidungen auf dem Boden einer berechtigten Prognose oder eine ungerechtfertigte Verlängerung des Sterbeprozesses durch unser Tun. Oftmals eine Gratwanderung, die viel Erfahrung, Fingerspitzengefühl und Aufmerksamkeit für das individuelle Schicksal erfordert.

Versuch der Meditation

Die Abstraktion des Todes funktioniert besonders gut, wenn wir uns wohl befinden und eine sorgenfreie Gesundheit spüren. Das kann sich schlagartig ändern bei akuter Bedrohung oder wenn man von einer Krankheitsdiagnose wie von einem Blitz getroffen wird: »Mit einem Wort, der Mensch, den das Unheil getroffen hat, nimmt den Tod jetzt ernst.«[12] Dieses Ernstnehmen des Todes be-

deutet den Übergang von einem abstrakten und begrifflichen Wissen zu einem konkret-realistischen Ereignis.
Meine akute Bedrohung durch die Erkrankung führte
ebenfalls dazu, dass die Firewall der Verdrängung des Todes durchlöchert wurde. Das Sicherheitssystem, das mein
Gehirn vor einem unerwünschten Zugriff durch Gedanken an den Tod geschützt hatte, wurde durchlässig. Rea-
listische Endlichkeitsgedanken bis hin zur Fantasie über
eine Todeszeit (zum Beispiel 23. September 2023, ein außerordentlich warmer Spätsommertag) flimmern gelegentlich durch den Kopf, bis sie von der Abwehr wieder
hinausgeworfen werden.

Hilfreich sind Meditationen über den Tod, wie sie bei-
spielhaft der Schriftsteller, Dichter und Kalligraf François
Cheng verfasst hat. Er wuchs in China auf und siedelte
nach dem Studium nach Frankreich über, wo er aus den
Quellen fernöstlicher und westlicher Traditionen im Alter von vierundachtzig Jahren eine eigene Sicht auf den
Tod fand und beschrieb. In den *Fünf Meditationen über
den Tod. Und über das Leben* befand er, es sei ein Wechsel
der Perspektive notwendig, um mit dem angstvollen und
bösen Charakter des Todes leben zu können, ohne ihn
vollständig zu verdrängen (der langfristige Versuch der
Todesverdrängung führt im Menschen ja meist auch zum
Schaden). »Anstatt den Tod von dieser Seite des Lebens
wie ein Schreckgespenst anzustarren, könnten wir den
Tod in unsere Sicht einbeziehen und das Leben von der
anderen Seite, nämlich von unserem Tod aus, betrachten.«[13] Ein solcher Wechsel des Blickwinkels heißt, »das
Leben als ein Geschenk von unschätzbarer Großzügigkeit
zu empfangen« und nicht als »kümmerliches Spargut-

haben«, dessen Pfennige man Tag um Tag geizig zusammenzuhalten sucht.[14] Den Blickwinkel vom Ende her einzurichten, dieser Übung habe ich mich wiederholt und tapfer unterworfen, mit zunächst mäßigem und dann wechselhaftem Erfolg. Es setzt sich bei aller meditativer Übung fest: Der Tod bleibt ein ungeheuerliches Geheimnis, zu dem der Mensch zu Lebzeiten wohl keine überlegene, gelassene Haltung gewinnen kann. So ist ein gelegentliches *Memento mori* eine gute gedankliche Einübung der eigenen Begrenztheit, sofern wohldosiert und ohne in eine Todessehnsucht umzukippen.

Die Endlichkeit, die Hoffnung und das Wissen

Auch Ärzte sprechen nicht gern über den Tod. Bereits Hippokrates und die Ärzte der Antike vermieden es nach Möglichkeit, einem Kranken den nahenden Tod zu prognostizieren. Im *Corpus Hippocraticum,* das eine Sammlung antiker Texte aus der Medizin enthält, ist das Gebot niedergelegt, auf keinen Fall eine Prognose mit dem Patienten zu besprechen. Die Domäne ärztlicher Tätigkeit bezog sich überwiegend auf die Diagnose. Seither wurde (und wird von einigen immer noch) das Konzept der »barmherzigen Lüge«[15] propagiert, um den Patienten durch den Vorenthalt schlechter Aussichten zu »schonen«, denn sonst, so das Argument, würde es ihm noch schlechter gehen. Im Zuge der Anerkennung der Autonomie des Patienten, verbunden mit der Forderung nach einer Aufgabe des ärztlichen Paternalismus, der den Kranken wie einen Unmündigen durch das Leiden führt, wurde aber in den letzten Jahrzehnten immer vernehmlicher der Ruf nach der *Wahrheit am Krankenbett* geäußert.[16]

Mit Patienten über den Tod zu sprechen gehört zu den schwierigsten Herausforderungen des Arztes, ein gefühlvolles, von wohldosierter Empathie gesteuertes Gespräch ist den wenigsten in die Wiege gelegt, und eine angemessene Aussprache mit entsprechendem Körpermanagement sollte, so wie die Auskultation der Lunge, zu einem wichtigen Ausbildungsziel für Studierende und junge Assistenten werden.

In einer Sendung des Magazins *Kontraste* des Ersten Deutschen Fernsehens vom 28. Februar 2013 mit dem Titel »Hilflos und überfordert: Wie Ärzte mit todkranken Patienten umgehen« wurde postuliert, dass Ärzte häufig ohne Einfühlungsvermögen und mit großer Unsicherheit bei todkranken Menschen das Thema Lebensende ansprächen.[17] In der Sendung wurde der Vater einer jungen Dame mit weit fortgeschrittenem Krebs zitiert, deren behandelnder Arzt das Gespräch mit folgendem Satz eröffnete: »Ihre Tochter wird nicht mehr gesund. Das sage ich Ihnen. Ihre Tochter wird nicht mehr gesund.« Dieser Satz – als Einstieg in das Gespräch – habe die Familie schockiert und wie ein abruptes Todesurteil gewirkt, sagt der Vater. Zur Bewertung solcher Sendungen sind allerdings dem Journalismus geschuldete Abstriche zu machen: Der investigative Journalismus sucht Extremfälle und lebt von individuellen Darstellungen, eine Verallgemeinerung ist nie gerechtfertigt. Ärzte und Pflegende gehen zunehmend gefühlvoll mit Menschen in Todesangst um, obwohl die Arbeitsbedingungen hierfür häufig keine gute Grundlage bilden. Tatsache scheint mir aber auch zu sein, dass ein sensibler, verständlicher und die Würde achtender Umgang mit lebensbedrohlich erkrankten Patienten nicht automatisch mit dem Arztsein erworben beziehungsweise in die Wiege der Approbation gelegt wird, sondern hart erarbeitet werden muss.

Für mich war dieses »Erarbeiten« in vielen Gesprächen mit Angehörigen auf der Intensivstation ein anstrengender, aber doch lohnender Weg. Gute Vorbereitung, ein ruhiges Umfeld, Konzentration und überlegte Wortwahl mit angemessener Empathie sind unabdingbare Voraussetzungen für einen vertrauensvollen Austausch. Im Wechsel der Perspektive vom Arzt zum Patienten habe ich dann am eigenen Leib erfahren, von welch existenzieller Bedeutung jedes einzelne Wort sein kann, das ich als von Ängsten und Verunsicherung beladener Kranker zu hören bekam.

Ist Sterben eigentlich grausam? Davon dürften fast alle Menschen überzeugt sein. Einige Wissenschaftler sind es nicht: In einer provokativen Arbeit von 2017 stellten die Psychologen um Amelia Goranson aus den Vereinigten Staaten die Hypothese auf: »Sterben ist unerwarteterweise positiv.«[18] Sie verglichen die emotionalen Erfahrungen von schwer kranken Menschen, die dem Tod mit einer Lebenserwartung von wenigen Tagen (Krebskranke, Menschen mit fortgeschrittener amyotropher Lateralsklerose) unmittelbar ins Auge schauten, mit den Äußerungen von gesunden Versuchspersonen, die sich sehr stark *vorstellen* sollten, dass ihr Lebensende in Kürze einträte. Beide Gruppen sollten einen Blog posten für ihre Freunde und die Familie. Das überraschende Ergebnis: Diejenigen Menschen, die am unumkehrbaren Ende des Lebens angekommen waren, benutzten viel mehr und intensiver positiv besetzte Wörter (zum Beispiel Glück oder Zufriedenheit) als jene, die ihren baldigen Tod nur imaginieren sollten. Die lakonische Zusammenfassung der Ergebnisse durch die Autoren lautet: »Der Tod ist unvermeidlich, Furcht ist es nicht.«

Das renommierteste medizinische Fachjournal, das altehrwürdige *New England Journal of Medicine,* berichtete im Juli 2007 über Kater Oscar.[19] Oscar lebte in einem Altenheim in Providence, Rhode Island, in den Vereinigten Staaten und vertrieb den betagten und dementen Bewohnern ein wenig die Zeit. Er strich durch die Zimmer, verweilte hier und da und ließ sich gelegentlich auch mal streicheln. Manchmal blieb Oscar längere Zeit bei jemandem, und irgendwann fiel dem Personal auf, dass der- oder diejenige einige Stunden später verstarb. Da sich diese Beobachtung schließlich bei etwa fünfundzwanzig Bewohnern zuverlässig bestätigte, konnte man in Oscar eine Art Frühwarnsystem des nahenden Todes sehen und so die Familie des Sterbenden herbeirufen und alle Vorbereitungen für das Eintreten des Lebensendes treffen: »Oscar springt auf ihr Bett und schnüffelt. Er hält inne, dreht sich zweimal um sich und rollt sich neben Frau K. zusammen. Eine Stunde vergeht, Oscar wartet. Eine Schwester betritt das Zimmer, um nach der Bewohnerin zu schauen. Sie sieht Oscar zusammengerollt neben Frau K.s Kopf. Bestürzt verlässt sie eilig Frau K. und läuft ins Stationszimmer. Sie greift sich die Akte von Frau K. und beginnt zu telefonieren …«

Sollten wir mehr Oscars auf der Welt haben oder lieber keinen? Eine schwierige Frage, ich persönlich möchte lieber auf Oscar verzichten.

Leben 2.0

Am Ende gehört beides zusammen,
Störung und ihre Überwindung.
Das macht das Wesen des Lebens aus.

Hans-Georg Gadamer,
Über die Verborgenheit der Gesundheit

Nur halb entronnen

Wie jedem, der aus einem Hochsicherheitstrakt in die Freiheit entlassen wird, fällt mir das Leben zunächst außerordentlich schwer. Im Gegensatz zu einem Schwerverbrecher mit mehrjähriger Einzelhaft waren es ja bei mir nur wenige Wochen, aber diese Zeit hat meinen Körper und meine Seele nachhaltig durchgeschüttelt. Mit zittrigen Beinen und der Hand am Treppengeländer versuche ich eine Orientierung zu Hause. Die stürmischen Wiedersehensangriffe meines Hundes Levie muss meine Frau schützend abwehren, sie hätten mich sonst umgeworfen. Es besteht immer noch eine nachhaltige Übelkeit, und selbst meine Lieblingsspeisen wollen nicht recht schmecken. Ich habe mir klassische und aufmunternde Literatur zurechtgelegt, aber leider schlafe ich bei den spannendsten Szenen der *Schatzinsel* von Robert Louis Stevenson regelmäßig ein, obwohl ich mir dachte, diese Lektüre als kleiner Ausflug in die Kindheit könnte momentan genau das Richtige sein. Kurze Spaziergänge mit dem Hund enden mit Kurzatmigkeit und einem Schläfchen auf dem Sofa. Die Familie schleicht etwas verunsichert um mich herum, nicht so recht wissend, ob sie mich ausschließlich mit Samthandschuhen anfassen soll. Der haarlose Kopf wird von verschiedenen Mützenversionen geziert, Ehefrau und Tochter bewerten meinen Geschmack überwiegend negativ und statten mich mit Alternativen aus.

Eine nochmalige Knochenmarkpunktion zur Kontrolle – es handelt sich mittlerweile um die sechste – erbringt einen Befund, der Chefarzt und Oberärzte zufriedenstellt. Sie versichern mir in einem abschließenden Gespräch, dass die Therapie den gewünschten Effekt erbracht habe. Es sei aber auch vollkommen klar, dass die bösartigen Zellen nicht vollständig eliminiert seien. Sie sind in ihrer Ausbreitung zurückgestutzt, ihre Aktivität muss nun regelmäßig überwacht werden. Ich muss mich auf ständige und lebenslange Kontrollen einstellen, zunächst alle drei Monate, bei guter Führung kann der Abstand verlängert werden.

Ich bin sehr froh über diesen Etappenerfolg, wahrscheinlich empfinden Tour-de-France-Radprofis ähnlich, wenn die schlimmste Schinderei der Bergetappen geschafft ist. Es gibt abends erstmalig ein winziges Glas Wein, aber es ist auch klar, dass etliche Etappen noch vor mir liegen. Im Gegensatz zu den Radprofis, die irgendwann aussteigen, kann ich mich wohl auf lebenslange Etappen gefasst machen. Jedoch: Ich lebe – und versuche, mich genussvollen Seiten des Lebens (zum Beispiel der bisher von mir wenig beachteten Kochkunst) hinzugeben und die schönen Seiten von Familie, Freundschaften, Kunst und Natur neu zu entdecken.

Der Knochenmark-Drache schläft also momentan, aber ähnlich wie sein Kollege Smaug aus *Herr der Ringe* kann man nicht sagen, wie lange. Ich versuche mich daher fürderhin möglichst tugendhaft und unauffällig zu verhalten und meiner Frau, der Familie, den Arbeitskollegen und Freunden stets höflich und zuvorkommend zu begegnen, um meinen Drachen nicht zu reizen. Sport und gesunde Ernährung sind ohnehin vorgeschrieben, und auch die Mäßigung im Alkoholgenuss fördert das Gefühl, durch die Annäherung an ein reines Leben das Böse in den Knochen ruhigzustellen.

Meine Umwelt registriert diese Wesensveränderung, und ich bekomme immer öfter die Frage gestellt, ob ich eventuell depressiv sei. Diese Frage kann ich nicht beantworten, da ich nicht weiß, was der Unterschied bedeutet zwischen einem depressiven Zustand und einer durchgemachten Krise, in deren Folge man den Drang nach hemmungsloser Fröhlichkeit oder nach unbeschwertem Glück nicht so recht spüren kann. Wenn man lernen muss, mit Todesängsten umzugehen, geht möglicherweise auch die Varianz der Schwingungsfähigkeit verloren, auch in die Richtung zu Heiterkeit, Lachen und uneingeschränkter Lebensfreude.

Ich fühle mich tatsächlich schwingungsärmer und bin mir nicht sicher, ob das ein erstrebenswerter oder ein bedauernswerter Zustand ist. Im Moment, in der ersten Phase nach der Stammzelltransplantation, empfinde ich die Einschränkung meiner emotionalen Amplitude von Glück und Unglück eher als hilfreich. Mein Körper fühlt sich sehr fragil an, der Geist noch einigermaßen orientierungslos. Ich verliere den Hausschlüssel, vergesse Termine und gehe manchmal zum Kühlschrank und öffne ihn, ohne mich zu erinnern, ob ich die Milch oder das Tomatenmark herausnehmen wollte. Mich bedrückt die Angst, dass das Gift der Hochdosis-Chemotherapie in meinem Gehirn einen Kollateralschaden angerichtet haben könnte.

Alle Welt beschwichtigt mich, wenn ich solche Bedenken äußere. Alle Menschen jenseits der vierzig winken ab und behaupten, sie wären auch vergesslicher als früher. Das sei ganz normal, aber ich spüre, dass nichts mehr normal ist.

Die nächsten Wochen gehen mit mühsamer geistiger und körperlicher Aufbauarbeit dahin im geschützten Biotop der Familie. Die Kopfhaut ist kühl und glatt, kein Stachel beim Darüberstreichen. Das Lesen fällt schwer, das Mittagsschläfchen ist leicht und verführerisch. Nach ein paar Wochen geht es wieder an die Arbeit. Patientenversorgung ist nicht mehr möglich, da das angeschlagene Immunsystem keine Infektionen verträgt. Somit bedeuten meine Diagnose und die Therapie das Ende eines Arbeitslebens, das mir so viel bedeutet hat und in dem ich vieles erreicht habe. Der gedankliche Abschied – vor allem im Gespräch mit Kollegen und bei Besuchen *meiner* ehemaligen Intensivstation – fällt schwer. Der Rest meines Berufslebens wird ausschließlich in Wissenschaft und Lehre stattfinden und nicht mehr am Krankenbett.

»Böse« Zellen als Dauergast

Die bösen Zellen haben zwar durch die Chemotherapie eine schwere Niederlage erlitten, sie sind aber nicht restlos besiegt. Eine hartnäckige Kolonie hat es sich im Knochenmark bequem gemacht. Ob diese üblen Gesellen schlafen oder wieder aktiv werden, muss regelmäßig durch den Arzt überprüft werden, als ob er als Lehrer im Landschulheim immer wieder mal durch die Gänge schleicht und lauscht, ob sich die Jugend an die verabredete Nachtruhe hält. Es ist daher – möglicherweise für den Rest meines verbleibenden Lebens – eine Kontrolle der Aktivität dieser Zellen in regelmäßigen Abständen mittels Laboruntersuchungen geboten.

Zunächst wird die Spanne mit drei Monaten festgelegt, bei guter Führung der Tumorzellen mit Einhaltung der verordneten Ruhe kann sie verlängert werden. Eine Aussicht, die mich nicht nur immer wieder daran erinnert, dass da was in meinem Körper ist (was nicht da hingehört), sondern auch im Hintergrund den Schrecken latent am Leben hält. Über die Selbstverständlichkeit des Lebens mit einer Sorg-Losigkeit des Hier-Seins ist eine Wolke gezogen. Die wird zwar nicht ständig schwarz oder verdunkelt sein, sie kann aber allein durch ihre Präsenz die unbesorgte Lebensfreude verschrecken. Auf der anderen Seite habe ich ja am eigenen Leib erfahren, dass Krebs nicht mehr ein Todesurteil bedeutet und gerade die Onkologie immense Behandlungsfortschritte gemacht hat. Dies berechtigt zu einem portionierten Optimismus. Die Fragmentierung des Alltagslebens in Dreimonatszyklen bringt ein neues Lebensgefühl. Dieses muss erst erlernt und eingeordnet werden. Es ist unsinnig und zermürbend, immerzu an die Tumormarker in drei Monaten zu denken, es würde auch zur Lähmung und dauernden Melancholie führen.

Auf der anderen Seite gelingt es auch nicht, diese ständig antizipierte Mahnung an die im Knochenmark sitzenden Fremdkörper zu verdrängen. Insbesondere nicht, je näher der nächste Termin rückt. Ein unangenehmer Zahnarzttermin zur Wurzelbehandlung, der in acht Wochen stattfindet, kann in den ersten Wochen nach Terminvereinbarung getrost ausgeblendet und verdrängt werden. Je näher allerdings diese Marter rückt, desto mehr schleicht sich eine Ahnung vom überstreckten Kopf im Zahnarztstuhl, vom Einstechen der Schmerzspritze, vom langen Aufsperren des Mundes mit akustisch eindrucksvoller Speichelabsaugung und der Aushändigung der Schmerztablette für die Nacht in kurze Gedanken tagsüber oder in nächtliche Träume. So ähnlich ist es mit dem Warten auf die nächste Tumorkontrolle, es gibt allerdings einen entscheidenden Unterschied: Beim Zahnarzt ist (zumeist) nach dieser Tortur alles wieder gut, die Sorgen und Ängste um ein erneutes Tumorwachstum sind hingegen von anderer und nachhaltigerer Natur.

In den ersten zwei Jahren dieses Dreimonatslebens versuche ich, beim Gassigehen oder Fahrradfahren das häufige Denken an die Zukunft meines Krebses durch psychologische Tricks zu unterbrechen. Wenn sich Gedanken an die nächste Laborkontrolle ins Bewusstsein zwängen (wollen), sage ich innerlich »Stopp« und richte die Gedanken um, auf ein schönes Urlaubsziel zum Beispiel (leider wird einem diese schöne Vorstellung während der Corona-Phase auch noch genommen). Das klappt häufig, aber nicht immer. Die Präsenz einer chronischen Bedrohung lässt sich nicht vollständig auslöschen. Wahrscheinlich gelingt dieses nur Naturen mit einer hoch ausgeprägten Kunst der Verdrängung, aber es ist ja bekannt, dass auch eine solche Abwehrmauer mal löchrig werden kann. Es gibt Freunde, die sagen dann (offensichtlich zum Trost): »Wir alle wissen doch nicht, wann es mit uns zu Ende ist, morgen können wir überfahren werden.« Die Metapher des Dachziegels, der einem auf den Kopf fallen könnte, wird mehr und mehr wegen seiner Antiquiertheit aussortiert. Solche Aussagen sind prinzipiell richtig, aber eben in ihrer Abstraktheit nicht ernst gemeint – das Abstrakte bleibt unbestimmbar, es spricht sich daher leicht und locker aus. Ein konkreter Hinweis auf die Endlichkeit des Lebens ist und bleibt konkret – das ist der entscheidende Unterschied!

Die Vergänglichkeit macht es sich bequem

Die Tatsache der Vergänglichkeit ist eine naturgegebene Notwendigkeit. Obwohl der Tod mit der Geburt in uns programmiert ist, leben wir so, als ob das Sterben ein Phänomen sei, das nur anderen passieren könne. Die Kulturgeschichte der Menschheit ist immer auch eine Geschichte des Umgangs mit dem Faktum der Vergänglichkeit und der kollektiven Verdrängung des Todes. Der Tod begleitet uns als abstraktes Wissen durch unser Leben, und erst wenn uns das Unheil trifft, wird das Lebensende ernst genommen. »Sich des Ernstes des Todes bewusst zu werden heißt zunächst, von einem abstrakten und begrifflichen Wissen zu einem tatsächlichen Ereignis überzugehen.«[1] Wie geht dieser Übergang vom *Abstrakten* zum *Konkreten?* Beim ersten In-mich-Hineintreffen des Unheils – mit der Überbringung der Krebs-Verurteilung durch die Diagnose – fuhr eine Lähmung in mich hinein, eine Art Lockdown des Gefühlssystems. Wenn die Seele sich wieder regen kann, folgen in sich ständig abwechselnder und überlappender Reihenfolge Wut, Verzweiflung, Aggression und tiefe Traurigkeit. Wie bei nahezu allen schweren Schicksalsschlägen balanciert die Zeit als wichtiger Faktor diese derangierte Gefühlswelt langsam wieder aus, man *fasst sich*. Hoffnung keimt auf, trotz dieses Schicksalsschlages möge die Konkretisierung der Endlichkeit auf mich nicht zutreffen und der Tod wieder aus dem Gesichtsfeld schleichen. Nach einem fundamentalen Ereignis gelingt es aber nicht mehr, so sorglos und abstrakt-hinwegschiebend mit dem einfachen biologischen Fakt der Begrenzung des Daseins auf Erden umzugehen.

Befassen sich Krebspatienten häufiger und intensiver mit der Endlichkeit? Hierzu gibt es keine systematische Untersuchung. Es gibt aber wohl keinen Lebensbereich, in dem der Begriff *Hoffnung* so häufig und gründlich eingesetzt wird wie in der Onkologie. Patienten fragen ihre Ärzte: »Gibt es noch Hoffnung?« Die Antwort lautet oft: Natürlich gibt es noch Hoffnung, die gibt es immer, selbst wenn sich nach medizinischen Kriterien das Leben dem Ende zuneigt. Wenn nach Wikipedia der Begriff Hoffnung »eine zuversichtliche innere Ausrichtung beschreibt, gepaart mit positiver Erwartungshaltung, dass etwas Wünschenswertes eintreten wird, ohne dass wirkliche Gewissheit darüber besteht«, dann spiegelt sich hierin das Ungefähre und wohl auch Unehrliche in der Hoffnung wider.

Das Prinzip Hoffnung wird in der Krebsmedizin und für Betroffene propagiert als Perspektive und Kraftspender, um mit einer schlechten (Über-)Lebensprognose weiterzumachen. Hierin liegt dann aber auch die Verführung in ein Hinübergleiten in Realitätsfremdheit und Verdrängung, zumindest ist es wohl ein schmaler Grat zwischen Realismus und Utopie. Es ist mit der Hoffnung wie mit der Empathie – die Ehrlichkeit und Wahrhaftigkeit liegt in der Dosis. Es ist nicht aufrichtig, einem Menschen voller Metastasen und Luftnot Hoffnung zu *spenden,* zumindest nicht die Hoffnung auf eine längere Lebensperspektive. Man kann nur auf etwas hoffen, was grundsätzlich erreichbar ist. Ein *per se* unerreichbares Gut, zum Beispiel ewig jung zu bleiben, kann kein Gegenstand des Hoffens sein, sondern gehört ins Reich der Utopie.[2]

Die Wissenschaft versucht bekanntermaßen, nicht nur biologische, chemische oder physikalische Zusammenhänge in Zahlen und Formeln zu bringen, sondern auch zunehmend das Verhalten und die Gefühle des Menschen. So darf man sich nicht verwundern, dass der US-Pflegewissenschaftler Kaye Herth einen Fragebogen zur Erfassung der Hoffnung bei Patienten entwickelt und evaluiert hat *(Herth Hope Scale[3]).* In der deutschen Version werden verschiedene Aussagen formuliert, wie »Ich habe eine positive Einstellung zum Leben« oder »Ich weiß meist, welchen Weg ich gehen möchte«, aber auch »Ich fühle mich ganz allein« oder »Ich sehe ängstlich in die Zukunft«.[4] Der oder die Befragte soll in abgestufter Form seine Zustimmung oder Ablehnung hierzu geben, die Antworten werden statistisch gewertet, und es wird ein Gesamtwert ermittelt, der von 12 (vollkommene Hoffnungslosigkeit) bis 48 (unbegrenzte Hoffnung) reicht. Die Untersuchung an hundertzweiundneunzig Krebspatienten in Deutschland ergab einen mittleren Wert von 41, während US-amerikanische Erkrankte einen geringeren Mittelwert von 38 angaben.[5] Insgesamt bedeuten diese Untersuchungsergebnisse, dass Krebspatienten alles in allem mit einem guten Maß an Hoffnung ausgestattet sind. Zu berücksichtigen ist natürlich – wie in jeder größeren Studie –, dass das Stadium und das Ausmaß der Erkrankung zu einer großen Hoffnungsvariabilität führen. Wenig überraschend zeigte sich als Nebenbefund dieser Studie, dass Patienten mit einer religiösen/spirituellen Grundhaltung mit einem größeren Hoffnungsfundus ausgestattet sind als Menschen, die jegliche transzendent-geistliche Basis von sich weisen. Hoffnung ist somit ein Element einer Lebensstrategie bei einer schweren Erkrankung. Für mich bleibt dennoch die Frage, ob das Fundament »Hoffnung« tatsächlich belastbar ist oder doch eher einen fragilen Sockel darstellt, auf den man sich nicht allzu sehr stützen sollte.

Ein wenig makaber mutet auch die Entwicklung einer wissenschaftlichen Skalierung zur Erfassung der Todesangst bei Krebspatienten an *(Death and Dying Distress Scale)*. Patienten mit fortgeschrittenem malignen Leiden wurden gebeten, zu neun Aussagen abgestuft Stellung zu nehmen. Hierzu gehörten Statements wie »In den letzten zwei Wochen habe ich gedacht, mir läuft die Zeit davon« oder »… ich falle anderen ständig zur Last«, oder »… ich habe viele Gelegenheiten in meinem Leben verpasst«.[6] Zahlreiche Patientinnen und Patienten gaben erhöhte Werte in dieser Skala an, damit ist die Angst vor dem Tod bei lebensbedrohlicher Krankheit auch wissenschaftlich bewiesen. Man darf gespannt sein, welchen weiteren Nutzen dieser Forschungszweig für die Menschheit erbringen wird. Dem Tod *selbst* ist diese Wissenschaft damit keinen Millimeter weiter auf die Spur gekommen.

Nach solcherart Reflexionen erfüllt es mich über die Jahre des Auf und Ab und erhöhter und dann wieder gefallener Tumormarker mit leisem inneren Lächeln, wenn mir von Freunden und Arbeitskollegen die Hoffnung entgegengerufen wird. Hoffnung sei ein Seil, das den Ertrinkenden retten kann, heißt es so schön, oder durch die Hoffnung kämpft (!) der Krebskranke weiter. Ich befürchte, dass der stetige Gebrauch der Hoffnung, bevorzugt auch als kommunikativer Platzhalter eingesetzt, durch eine gewisse Inflationierung seine ursprüngliche – vor allem auch im Christentum gesetzte – Kraft einbüßt. Wie in vielen anderen Bereichen auch ist es für den Erkrankten hilfreicher und vertrauensfördernder, den Begriff Hoffnung wohlreflektiert, wohldosiert und mit einer gewissen Sorgfalt zu verwenden. Ebenso ist das *Objekt* der Hoffnung – Hoffnung *worauf?* – Bestandteil einer solchen Reflexion. Die ausgesprochene Hoffnung auf ein gutes Sterben mag in manchen Situationen ehrlicher und kraftspendender sein, als mit einem in den Sterbeprozess eintretenden Menschen auf ein Wunder zu hoffen. Dennoch freue ich mich über die Lebensspanne, die mir nun geschenkt ist und die ich besonnen und klug nützen möchte. Ich versuche, jeden Tag mit kleinen (und manchmal auch großen) Genüssen zu füllen, und arbeite an Weisheit, die die höchste Kunst darin sieht, aus der Endlichkeit *diesseitige* Lebensfreude zu schöpfen und nicht durch den (unvermeidlichen) Tod als Dauergespenst die Schönheit des Lebens verdrängen zu lassen. »Wie wir dem Tod entgegensehen, entscheidet darüber, wie wir im Leben stehen«,[7] schreibt der frühere UN-Generalsekretär Dag Hammarskjöld. Ein weises Statement!

Weitere Punktionen und andere Angriffe

Die ständige Kontrolle der Vitalparameter ist das Schicksal der dauerhaft Kranken. Des Diabetikers Wohlbefinden und Mit-sich-selbst-Übereinstimmen wird mehrfach am Tag von einem Wert bestimmt: dem Zuckergehalt in seinem Blut. Die Stimmung des unter Bluthochdruck Leidenden wird vom Ergebnis der Blutdruckmanschette beeinflusst. Der Krebskranke wird regelmäßig zur Überwachung seiner Tumormarker im Blut einbestellt oder gar zu weitergehenden Untersuchungen (Ultraschall, Computertomografie) mit der bangen Frage: Ist ein erneutes Einnisten des zuvor durch Schwert (Chirurgie) oder Feuer (Bestrahlung) vertriebenen Krebses erkennbar? Für etliche Krebsleidende ist – zumindest in den ersten Jahren nach der Behandlung – somit ein Leben auf Raten eingerichtet. Hat man die Untersuchung ohne schlechte oder unklare Resultate überstanden, kann man sich wieder einmal auf ein »freies« Intervall freuen, eine unbeschwerte Reise planen, eine Neuanschaffung tätigen, bis von ferne die kleine, aber verdunkelte Wolke der nächsten Überprüfung heranzieht …

Mir war von Anfang an klar, dass ein solches Leben in Zeitabschnitten, diktiert durch Erleichterung oder neu anflutende Angst, für den Rest meiner verbleibenden Zeit auf Erden meinen Takt bestimmt. Andere Geheilte haben mehr Glück: Nach erfolgreicher Behandlung eines Dickdarmkarzinoms mit Operation und Chemotherapie und einer längeren Kontrollphase ohne erneutes Tumorwachstum wird man irgendwann *freigesprochen*. Die Ärzte erklären diese Glückspilze für *geheilt*. Die ständige Belagerung durch Angst und Zweifel wird endgültig beendet, der Mensch kann sich sein Gesundheits-Ich neu ausjustieren, ohne allerdings den Blick auf die Endlichkeit vollständig zu verlieren (dafür saß der ursprüngliche Schrecken wohl zu tief!).

Ich hingegen versuche durch gedankliches Training, mein zukünftiges Leben in der mir verordneten Intervallhaftigkeit einzurichten. Ich bleibe unter medizinischer Dauerüberwachung und fühle mich ein wenig wie jemand, der sich aufgrund besonderer Auflagen regelmäßig bei der Polizeibehörde melden muss, um sein Lebensrecht in der Gemeinschaft nicht zu verwirken. Durch meine Ärzte wird mir darüber hinaus klargemacht, dass bei meiner komplexen Erkrankung, sofern die Kontrollbefunde nicht eindeutig, sondern interpretationsbedürftig sind, im Zweifelsfalle sozusagen, im wahrsten Sinne des Wortes »nachgebohrt« werden müsse: Zukünftige Knochenmarkpunktionen mit Zell- und Gewebeentnahmen sind damit in mein weiteres Leben eingepreist. An den Dreimonatszyklus zur Blutentnahme und gleichzeitigen Infusion einer Substanz, die das Fortschreiten der Aufweichung der Knochenstruktur (Osteoporose) stoppen soll, kann ich mich gewöhnen. Das regelmäßige Erscheinen in der onkologischen Tagesklinik bekommt vertrauten und familiären Charakter. Man begrüßt sich wie alte Bekannte, und auch so manches Patientengesicht ist nicht mehr neu, ein freundliches Zunicken (Hallo, Schicksalsgenosse!). Die Infusion (Bisphosphonat) ist für mich einigermaßen verträglich, leichte Knochenschmer zen und milde grippeähnliche Symptome treten für zwei Tage auf. Mehr ins Gewicht fällt bei mir eine regelmäßige schlechte Laune und ein moderater Weltschmerz (ich würde sagen: Ziffer 6 auf einer Skala von 0 bis 10), von denen ich nicht weiß, ob sie echte Nebenwirkungen des Bisphosphonats oder ein psychisches *Nocebo* (der »dunkle« Zwilling des Placebos) darstellen. Wenn's vorüber ist, stehen drei Monate relativer uneingeschränkter Lebensfreude auf dem Programm – sofern die frisch erhobenen Werte verkünden: Tumorzellen unter Kontrolle, kein Handlungsbedarf, Aufatmen erlaubt. Gut denn, nehmen wir uns was Schönes vor, bis zur nächsten Runde.

Adieu zur Naivität der Gesundheit

Gesundheit ist dann präsent, wenn man nicht über sie nachdenkt und nicht auf sie reflektiert, so hat es der Philosoph Hans-Georg Gadamer auf den Punkt gebracht. Es plagen zwar hier und da manche Zipperlein, und natürlich gibt es tagtäglich irgendwelche Dinge im Beruflichen oder Privaten, die als beklagenswert empfunden werden. Aber solange die »Übereinstimmung mit sich selbst« und mit dem eigenen Lebensentwurf (im Großen und Ganzen) stimmt und solange nur die nervigen Bürokollegen oder die an einer falschen Stelle sitzende Warze bejammert werden, scheint Gesundheit vorzuliegen. »Die Grundtatsache bleibt, dass die Krankheit und nicht die Gesundheit das sich selbst Objektivierende, d.h. sich Entgegenwerfende, kurz, das Aufdringliche ist.«[8] Mit Fug und Recht kann man wohl eine chronische Erkrankung als etwas Entgegenwerfendes (gegen das vermeintliche Recht auf Gesundheit) und als etwas Aufdringliches (gegen das Wohlbefinden mit sich selbst) ansehen. Auch für mich muss ich konstatieren: Adieu zur Naivität der Gesundheit! Wenn, allgemein gesprochen, das Vorliegen der Gesundheit überhaupt eine der Grundlagen dafür ist, in unterschiedlichsten Situationen angemessen handeln oder reagieren zu können – wobei mit »angemessen« gemeint ist: auf eine Weise, die den Zielen, Vorhaben, Erwartungen … zuträglich oder in möglichst geringem Maße abträglich ist[9] –, dann ist wohl zumindest diese Basis bei vielen Patienten mit chronischen Leiden geschwächt oder gar abhandengekommen.

Der Patient mit Niereninsuffizienz muss sein ganzes Leben auf die Nierenwäsche (Dialyse) ausrichten, der Diabetiker unterliegt dem Diktat der Blutzuckerkontrolle. Viele Krebspatienten werden durch psychische oder körperliche Beeinträchtigungen davon abgehalten, eine erfüllende Verwirklichung in Beruf und Freizeit zu finden. Mit einem chronischen Leiden ein »gutes« Leben zu führen bedarf eines neuen Lernprozesses und einer neuen

Ausrichtung. Ohne Zweifel ist die moderne Medizin mit ihren Rehabilitationsangeboten und Therapiemöglichkeiten zur psychischen Stärkung sehr erfinderisch und hilfreich. Kein Mensch muss mehr – stigmatisiert durch eine chronische Erkrankung – ein zurückgezogenes Leben führen, fernab moderner Vergnügungen.

Auf der anderen Seite: Je schillernder, bunter und schneller das Freizeitleben wird, umso anstrengender kann es sein für den Kranken (und damit Nicht-Gesunden), in diesem hochfrequenten Vergnügungssektor mit zuhalten. Es gehört wohl Mut dazu, sich mit einer sichtbaren Narbe nach einer Tumoroperation (oder gar mit einer Lücke an seinem Körper) an den Strand zu begeben, inmitten der sich mit perfektem Körperschema präsentierenden »Gesunden« in seiner sichtbaren Verletzlichkeit (oder vielmehr stattgehabten Verletzung) zu zeigen. Die Weltgesundheitsorganisation (World Health Organisation, WHO) definiert Gesundheit als einen »Zustand des vollständigen körperlichen, geistigen und sozialen Wohlergehens und nicht nur das Fehlen von Krankheit oder Gebrechen«. Die Kritik an diesem Konzept ließ natürlich nicht lange auf sich warten.[10] Der Vorwurf, diese Bestimmung von Gesundheit sei viel zu weit gefasst und beschreibe einen ideal-utopischen Zustand, der nur auf einen (wohlhabenden) Bruchteil der Weltbevölkerung zuträfe, ist nicht von der Hand zu weisen.

Ich habe im Rahmen des von mir gehaltenen Seminars »Was ist Gesundheit, was ist Krankheit? – Überlegungen im gesellschaftlichen Kontext« regelmäßig meine Medizinstudenten gefragt, wer sich nach der Definition der WHO derzeit gesund fühle (das Seminar war immer montags morgens um neun Uhr). Es hob sich eine matte Hand, alle anderen neunzehn Seminaristen hatten Probleme mit dem Adjektiv *vollständig*.

Das Leben mit einer chronischen Bedrohung hat auch mein Gesundheitsgefühl verändert. Das naive Freuen am In-der-Welt-Sein mit spontaner Aktion im Hier und Jetzt ist verzögert und von Reflexionen durchsetzt. Umarmung eines Freundes – hat er nicht gerade gehustet oder vorhin wie nebenbei gesagt, er fühle sich schlapp? Eine Reise nach Griechenland – nicht vorstellbar, viele Menschen tragen multiresistente Keime in der Nase. Eine Fahrt im dicht besetzten ICE – es wird nicht nur laut telefoniert, sondern gehustet und geniest, was das Zeug hält. Das Plakatmotiv der Deutschen Bahn: »Außen schnell. Innen verschmust«, erhält damit einen unbeabsichtigten (und eher bedrohlichen) Sinn für mich, und ich steige, obwohl bisher Bahnfahrer aus Leidenschaft – vermehrt aufs Auto um.

Corona, meine Abwehrsoldaten und ich

Mit Beginn des Jahres 2020 veränderte sich die Welt folgenschwer. Das Ausmaß dieser Veränderung ist dem Schreiber dieser Zeilen, mitten im Geschehen, nicht erfassbar, und es wird dem Leser eine gute Zeitspanne später wohl auch noch nicht richtig begreifbar sein – sofern er sich überhaupt schon in der Post-Corona-Zeit befindet. Ein Virus fegt über die Welt hinweg und konfrontiert das Gesundheitssystem mit einem neuartigen Krankheitsbild. Ein hohes Ansteckungspotenzial, der primäre

Befall der Atemwege und sehr schwere Verläufe – insbesondere bei alten Menschen mit Vorerkrankungen – bescherten uns unbegreifliche Bilder aus Italien und Frankreich, wo die Intensivstationen unter der Last der mit dem Tode ringenden Patienten praktisch zusammenbrachen. Als Folge dieser schrecklichen Eindrücke, hautnah ins Wohnzimmer auf große Plasmafernseher gebracht, wurden uns *social distancing,* Kontaktsperren und der Abbruch des öffentlichen Lebens, verordnet. Die Intensivmedizin als potenziell lebensrettende Endstrecke für diejenigen, die von der Seuche am härtesten gepackt wurden, musste »aufgerüstet« und in Stellung gegen den unsichtbaren Feind gebracht werden. Intensivmediziner tauchten plötzlich in allen Nachrichten auf, wurden interviewt oder eilten vermummt in Schutzanzügen durch die Gänge von Intensivstationen.

Das war ein bemerkenswerter Paradigmenwechsel: In den dreißig Jahren meiner Tätigkeit als Intensivmediziner galt das Fach zwar als sich rasch und erfolgreich entwickelnde High-End-Strecke der Spitzenmedizin, aber bewusstlose Patienten an Beatmungsschläuchen wollte kein Mensch in der Zeitung oder auf dem Bildschirm sehen. Intensivmediziner wurden im wahrsten Sinne des Wortes *überrollt.* Viele arbeiteten über die Erschöpfung hinaus und entwickelten dann ein Phänomen, das Albert Camus in der *Pest* bei seinem Protagonisten Doktor Rieux beschreibt: »Man wird des Mitleids müde, wenn es nutzlos ist. Und im Gefühl dieses langsam sich verschließenden Herzens fand der Arzt die einzige Entlastung von diesen zermürbenden Tagen. Er wusste, dass es seine Aufgabe erleichtern würde. Deshalb freute er sich darüber.«[11] Weil neben den großen, lebensrettenden Erfolgen immer auch das Sterben in der Intensivmedizin eingeschlossen ist, fiel dieser hoch technisierte und von hoch qualifiziertem Personal betriebene Zweig der Heilkunde bis zur Corona-Krise mehr oder minder der gesellschaftlich gewünschten kollektiven Verdrängung des Todes zum Opfer.

Als Intensivmediziner konnte man in den Patientenverfügungen – sofern die Angehörigen eines lebensbedrohlich Erkrankten überhaupt eine solche übermittelten oder von der Existenz wussten – häufig den Passus lesen: »Ich möchte nicht an Apparaten oder Schläuchen sterben, wenn mein Leiden einen unumkehrbaren Verlauf nimmt.« Kurzum: Die durchaus ambivalente gesellschaftliche Einstellung zur durch Apparate und Technik getriebenen Spitzenmedizin – technisch-kaltes Ausgeliefertsein auf der einen Seite und lebensrettender Helfer (und Todesverdränger) auf der anderen Seite – wurde durch die Corona-Pandemie jäh ins unumschränkt Positive gedreht. Beatmungsgeräte, zuvor Instrumente des Schreckens, wurden nun in den Medien wie Heilsbringer präsentiert, und ausgedehnte Filmsequenzen von beatmeten Intensivpatienten, häufig auf dem Bauch liegend, begleiteten uns nun durch das *heute journal* mit Marietta Slomka und durch die anschließenden Corona-Sondersendungen.

Ich durchlitt an diesem Höhepunkt der COVID-19-Krise merkwürdige Phasen eines Hoch- und Niedergangs. Ich hatte mich mein wissenschaftliches und klinisch tätiges Leben lang mit der Behandlung des akuten Lungenversagens beschäftigt und erlebte nun alles – hohes Engagement von Ärzten und Pflegenden bis zur Erschöpfung, wissenschaftliche Diskussionen über die richtige Behandlung dieser wahrlich kritisch kranken Patienten – quasi im Zeitraffer als Zuschauer, ohne selbst dabei sein zu können. Meine Abwehrarmee war für einen Corona-Angriff nicht (mehr) ausreichend gerüstet, und ich musste mich von Patienten fernhalten. Der Knochenmarkkrebs und die Stammzelltransplantation ließen meinen Einsatz an der COVID-Front nicht zu. Die Gefahr einer lebensbedrohlichen Erkrankung durch Ansteckung war (zu) groß, ich gehörte zur *Hochrisikogruppe.*

Das war sehr schmerzlich, hätte ich doch gern meine Expertise eingebracht und den Kollegen geholfen. Ich hatte vor einigen Jahren federführend eine Arbeitsgruppe geleitet zur Erstellung von Leitlinien zur Beatmung in Bauchlage bei schwerem Lungenversagen – eine Maßnahme, die schon in der Vor-Corona-Zeit hoffentlich vielen Menschen das Leben rettete. Nun las ich Berichte über die Erfolge dieser Maßnahme bei Corona-Patienten – von Kollegen publiziert – oder konnte »umgedrehte« Patienten im Fernsehen sehen. Als ob ein Ingenieur nach der Entwicklung eines Verfahrens zum Klimaschutz, das wenig Aufmerksamkeit erfuhr, plötzlich sieht, dass durch drängende gesellschaftliche Entwicklungen seine originelle Erfindung nun in aller Munde ist, er selbst allerdings nicht (mehr). Es kann sich keiner mehr erinnern, dass dieser Ingenieur der »Vater« dieser neuen Erfolgsgeschichte war.

Auf der anderen Seite hatte es natürlich eine gute Seite, dass ich nicht an die Corona-Front musste. Auch in Deutschland arbeiten Pflegende und Ärzte bis zur völligen Erschöpfung. Trotz der in der Presse gefeierten »lebensrettenden Beatmungsgeräte« sterben viele betagte und chronisch Kranke im Rahmen der COVID-19-Infektion. Im *Tagesspiegel* vom 15. April 2020 berichtet der Intensivpfleger Ricardo Lange über seine Arbeit an der Virusfront: »Eine ganze Schicht lang verließ ich sein Zimmer kaum, wischte sein Erbrochenes auf, war dabei, wie ein Organ nach dem anderen aufhörte zu funktionieren. Ich steigerte das Blutdruckmedikament, aber es ging ihm immer schlechter. Schließlich musste er an die Dialyse. Unter meinem Schutzkittel staute sich die Wärme. Ich wünschte mir, kurz etwas zu trinken, doch es würde zu lange dauern, bis sich ein anderer Pfleger eingekittet hätte, um mich abzulösen.«[12]

Solche Berichte wie auch die zahllosen Telefonate mit ehemaligen Kollegen erleichtern die Tatsache, dass ich aus der Quarantäne die Entwicklung verfolgen darf/ muss. *Ansteckung* und *Reproduktionsrate* sind sehr häufig benutzte Wörter derzeit. *An-Steckung*, das Wort verweist sowohl lautmalerisch als auch im engen Bedeutungssinne auf das, was die Menschen eigentlich fürchten. Beim Sprechen, beim Joggen, beim Händeschütteln: Mein Gegenüber steckt mir einen Feind an meinen Leib, heftet mir das Virus auf die (Schleim-)Haut. Das ist mehr als ein passives Überspringen des mikroskopisch kleinen Übels. Mein Freund, der zufällige Passant, mein Familienmitglied: Sie werden durch das An-Stecken zum Akteur und damit in gewisser Weise zum Schuldigen – in den allermeisten Fällen ohne Absicht. *Sich* anstecken, in dieser Variante werde ich vom Objekt zum Subjekt. Ich stecke mich an, wenn ich meine Quarantäne verlasse, die Auflagen nicht gewissenhaft befolge oder risikobereit bin.

Hiermit werde *ich* zum Akteur und bin für den weiteren Ausbruch der Erkrankung selbst verantwortlich. Die Unsicherheit in der Pandemie – auch ich spüre sie täglich – besteht wohl auch in dieser unsichtbaren und unbalancierten aktiven und passiven Schuldigkeit und damit in einer Ohnmacht und Orientierungslosigkeit.

Wie kann ich als Mitglied der Hochrisikogruppe weiterleben in einer schwer beherrschbaren Infektionsausbreitung, deren Ende nicht absehbar ist. Ich ertappe mich manchmal bei dem Verlangen, dass das Virus mich überkommen möge. In der Krise der daraus resultierenden Erkrankung gibt es entweder ein gestärktes Überleben (mit befreiender Immunisierung) oder eine Niederlage mit Lebensbedrohung und Tod. Wäre die Herbeiführung einer solchen Krise nicht besser als eine jahrelange Hängepartie mit Versteckspiel vor dem Virus? Eine solche Fantasie hat bei mir zwar keinen ernsthaften reflektorischen Bestand, aber in unglücklichen Momenten blitzt sie immer wieder mal durch meine Gedanken.

Nachdem ich vor Jahren schon die *Stadt der halben Gesichter* für kurze Zeit bewohnen durfte, lebe ich nun in der *Welt* der halben Gesichter. Die Gesichtsmaske hat ganz allgemein Einzug in den Alltag gehalten. Die unmittelbare Begegnung zwischen Menschen als ein selbstverständliches Urbedürfnis ist zutiefst gestört, die Menschen waren zunächst verstört und hatten Angst. Im Hochsommer wurde dann der sehnliche Wunsch der Menschen nach Erholung und Sonne durch die Begriffe *Reisewarnungen*, *Risikogebiete* oder *Corona-Testzentren* arg strapaziert. Ausgelassene Feiern verwandeln sich in Hotspots, für mich war eine Woche auf einem abgelegenen Bauernhof in Südtirol die einzige Abwechslung, die ich mir gestattete.

Auch in der Privatsphäre ist nichts mehr beim Alten. Es wird Abstand zur (berufstätigen) Ehefrau gewahrt, und die Tochter schleicht verunsichert um mich herum, wie eine Katze, die sich noch nicht entschieden hat, ob sie zum Kuscheln kommt oder lieber das Weite sucht. Krebspatienten zählen naturgemäß zur Hochrisikogruppe. Obwohl das Ausmaß und die Zusammenhänge noch nicht recht klar sind,[13] steht jedoch fest, dass Menschen mit bösartiger Erkrankung eher von schweren Corona-Verläufen betroffen sind. Als wesentliche Ursache gelten eine Einschränkung des Immunsystems oder in den vorhergehenden Monaten durchgeführte Operationen, Chemotherapien oder Bestrahlungen. Letztere Eingriffe waren bei mir nicht vorgenommen worden, aber mit einer ausgeprägten Störung der weißen Blutkörperchen als fehlende wesentliche Waffe gegen ungebetene Eindringlinge muss ich für mich ein hohes Risiko annehmen. Die Konsequenz ist: Quarantäne möglicherweise bis zur Entwicklung eines wirksamen Medikamentes oder einer Impfung – also in einem Zeitraum bis zu einem Jahr. Somit beschert mir meine chronische Erkrankung einen Doppeleffekt: trotz Expertise keine aktive Beteiligung am ärztlichen Berufsleben zum einen und eine hochgradige Zurückgezogenheit zum anderen.

Eine echte Herausforderung für Gelassenheit, Geduld und Souveränität. Ausgedehnte Gänge mit dem Hund, Meditation und Buch-Schreiben, so wird wohl das Programm für die nächsten Monate lauten. Wenn man ehrlich ist: Es gibt Schlimmeres. Andererseits hat jetzt die ständige Bedrohung durch den Tumor Konkurrenz bekommen: Die Gefahr einer möglicherweise fatalen Infektion mit dem Coronavirus bohrt sich allmählich auch in meine Gedankenwelt hinein, und wenn mir die Tumorbedrohungswolke zu dunkel und dicht wird, schalte ich einfach auf die COVID-Bedrohung um und umgekehrt. So fliegen an den wolkenfreien und frühsommerlichen Quarantänetagen immer wieder mal dunkle Schatten auf, die durch die Konzentration auf meditative Renaissance musik vertrieben werden. Gute und tröstliche Kandidaten hierfür sind die Favola in Musica des *L'Orfeo* von Claudio Monteverdi oder das *Canticum Canticorum* von Giovanni Pierluigi da Palestrina.

Schließlich war es dann Ende Mai doch einmal so weit: Ich kroch abends ins Bett mit dem klaren Gefühl: Ich werde krank. Kopfschmerzen, Hautkribbeln, Gelenk- und Muskelschmerzen – es geht los! Eine unruhige Nacht, in der ich schon sah, wie auf meiner eigenen Intensivstation ein Beatmungsplatz für mich hergerichtet wird. Schwester Elke macht den Sicherheitscheck bei der Maschine und ruft den anderen zu: »Unser ehemaliger Chef kommt!« Man versammelt sich, und ich werde mit Beatmungsschlauch in der Luftröhre hineingeschoben und ans Beatmungsgerät angeschlossen. Der über die Mundwinkel mit Pflaster fixierte Tubus – Tausende Male von mir selbst bei Patienten eingeführt –, die plastische Vorstellung an *mir selbst,* eine ebenso grausame wie realistisch-bildhafte Darstellung, die vom Unbewussten üblicherweise nur in Albträumen dargeboten wird. Nach einem inneren Kampf zwischen Hypochondrie und richtiger Selbstfürsorge entschließe ich mich am nächsten

Morgen zum Corona-Test. Ich komme schnell an die Reihe und bringe meine Probe selbst in das Institut für Virologie. Vier interessante Stunden mit Unruhe und Bangen schließen sich an. Bei einem matten Spaziergang mit dem Hund setzt sich dieser zermürbende Schwebezustand fort. Dann erfolgt der Anruf: Corona-negativ. Die Erleichterung überwiegt natürlich doch.

Mittlerweile scheint eine zweite Welle im Herbst möglich, die Infektionszahlen steigen wieder. Das Leben im Freien neigt sich dem Ende zu, geschlossene Räume, beheizt und wenig gelüftet, sind zu vermeiden. Ich bevorzuge weiterhin meine Quarantäne mit Betrachtung der Hühner im Garten, den Wanderungen mit Levie und der Versorgung der Bienen. Die Welt dreht sich offensichtlich weiter, und eine gewisse Normalität möchte beginnen. Deutlich spürbar ist allerdings, dass die Welt da draußen irgendwie anders geworden ist.

Schlussbemerkung:
Vom Arzt zum Patienten –
ein Rollentausch mit Folgen

Nach einer langen Zeit als Arzt im dichten Getriebe der Hochleistungsmedizin hatte es mich erwischt, und ich wurde zu einem Rollentausch gezwungen. Mit dem Überwinden einer ersten tiefen Erschütterung habe ich mich in das Beobachten eingeübt und wollte tiefer verstehen, wie es Kranken und Hilfesuchenden geht, die in eine akute bedrohliche Krise mit hoher Verunsicherung geraten sind. Ich habe Situationen, Gespräche und Begegnungen mit Ärzten und Pflegenden seither immer unter einem doppelten Blickwinkel gesehen. Zum einen dem Blickwinkel dessen, der als Akteur die Grundprinzipien der Spitzenmedizin zu vertreten hat. Zum anderen mit der Sichtweise des Objekts des Medizinsystems, nämlich des Patienten, der sich der modernen Medizin anvertraut. Diese Hochleistungsmedizin ist derzeit in einem Umbruch, denn die traditionelle Heilkunde muss mehr und mehr einem industriell anmutenden Betrieb weichen.

Meine kleinen, persönlichen Beobachtungen und Reflexionen haben mich nachdenklich gemacht über mein bisheriges, scheinbar so selbstverständliches und in Rollen festgelegtes berufliches Agieren. Sie haben mir aber auch aufgezeigt, dass für den Empfänger dieser so effektiven, durchorganisierten und technisch perfekten Medizin, den Patienten, nichts so selbstverständlich ist wie für die Akteure des Gesundheitsbetriebs. Ich will mich vertrauensvoll in des Arztes kundige Hände begeben, der mich mitnimmt und an den Überlegungen zu seiner Therapie teilhaben lässt. Aber nicht als zusätzlicher Kollege zum Fachsimpeln, sondern als jemand, der sich im besten Sinne durch die Krise führen lässt.

Aus meiner eigenen Erfahrung nach nunmehr fünf Jahren einer chronischen Erkrankung, von denen das erste Jahr mich existenziell bedrohlich ergriffen hat, kann ich die Analyse von Medizinethikern, Philosophen und Soziologen (nur) zum Teil bestätigen. Die Spitzenmedizin hat den – eigentlich unausgesprochenen – Anspruch, dem Tod auch in derart bedrohlichen Situationen die Stirn zu bieten, die man bis vor Kurzem noch als aussichtslos akzeptiert hätte. Nun werden in einer rasenden wissenschaftlichen und durchkommerzialisierten Entwicklung die Akteure und Patienten in einem so hohen Maße gefordert, dass beide sich in einem immer komplexer werdenden System, quasi in einer Rotation befinden, bei der man sich gegen die Fliehkraft wehren muss, um nicht hinausgeschleudert zu werden. Der Aufwand kostet alle viel Kraft, um nicht von diesem System verschlungen zu werden. Nach meiner Erfahrung ist die Leistung, Medizin überhaupt zu verstehen und »mitzuhalten«, um sich in ihrem System zu behaupten, von so hoher Anforderung, dass für die eigentliche Ausgestaltung der Humanität zu wenig Energie übrig bleibt. Diese tendenzielle kognitive und emotionale Überforderung gilt für Ärzte, Pflegende und natürlich Patienten gleichermaßen.

Chronisch überforderte Ärzte, die mit Müdigkeit, Burnout-Problematik oder familiären Dissonanzen kämpfen.

Pflegekräfte, die am Limit arbeiten und sich gleichzeitig zu wenig wertgeschätzt fühlen. Viele Assistenz- und Hilfsberufe, die sich in Sekretariaten und Anmeldungen von Ambulanzen mit unsicheren, überforderten und daher teilweise ungeduldigen Patients auseinandersetzen müssen.

Auf der anderen Seite habe ich berührende Begegnungen und Gespräche mit Krankenschwestern und Ärzten erfahren dürfen, die mit einem gerüttelt Maß Empathie und Verständnis den angstvollen und mit der Ungewissheit konfrontierten Leidenden aufrichten. Die moderne Medizin und der Tod haben allerdings ein gespaltenes Verhältnis zueinander, und viele meiner Kollegen betrachten das Eingeständnis, dass ein Patient am Ende des Lebens angekommen ist, immer noch als persönliche Niederlage. Auch ich habe früher so gedacht und bin durch meine eigene Erfahrung viel nachdenklicher und – so denke ich jetzt – auch reicher geworden. In unserer Medizin, die so viel kann und die durch technische Geräte oder Transplantation ganze Organe ersetzt, ist die Balance zwischen der Erkenntnis, dass berechtigte Hoffnung und Perspektive auf eine Heilung besteht, und der Einsicht, dass eine weitere *invasive* Behandlung, sei es Beatmung oder Nierenwäsche, unangemessen ist und ein würdiges Sterben verhindert, wichtiger denn je. Diese feine Balance zu finden und den Verführungen der technischen Allmacht und der multipotenten Todesverdrängung nicht zu erliegen, ist aus meiner Sicht heutzutage, mehr denn je, das Gütesiegel eines *guten Arztes*. Drei wesentliche Reflexionen als Patient möchte ich zum Schluss nochmals hervorheben:

Die Kommunikation von Arzt und Patient ist durch eine Rollenfestschreibung fixiert, in der – glaube ich zumindest – beide sich nicht so richtig wohlfühlen. Ich behaupte, dass Arzt und Patient sich grundsätzlich als Fremde gegenüberstehen. Ich denke, dies muss nicht so bleiben.

Das Rollenverständnis des Arztes sieht vor, dass er seinen Patienten mit Empathie begegnen möge. Ich habe kritische Anmerkungen zu diesem Begriff gemacht und wollte anregen, diese als Tugend angesehene Eigenschaft näher zu definieren und präziser einzuüben.

Meine Erfahrung als Patient hat vor allem aber dazu geführt, dass ich mich in vielen Gesprächen und Prozessen gut aufgehoben gefühlt habe. Allerdings glaube ich auch, dass wir Mediziner in unser Handeln und Sprechen mehr denn je die Entwicklungen der modernen Gesellschaft aufnehmen müssen. Ärzte müssen Stellung beziehen gegenüber dem Postulat einer alterslosen Gesellschaft, die den Tod immer weiter hinausschieben möchte und die Endlichkeit gern verdrängt. Die Aufgabe von Ärzten ist es zunächst einmal, den Kranken zu helfen und Mut zu machen. Ärzte sollen und müssen aber auch mit Behutsamkeit und in angemessener Weise die Endlichkeit und das Sterben ansprechen (dürfen).

Was mir von meiner Erfahrung geblieben ist? Bei der Ausbildung der Medizinstudierenden frühzeitig Sensibilität für diese Balance zu schaffen und junge zukünftige Ärztinnen und Ärzte für die richtige Dosis Empathie, für eine gute Wortwahl im Gespräch und eine vertrauensbildende Körpersprache zu sensibilisieren. Ich bin dankbar, dass es diese Spitzenmedizin gibt, die mir ein Weiterleben ermöglicht. Gleichzeitig mache ich mir Sorgen, ob die derzeitige Entwicklung in eine abstrakte und anonymisierte Medizin führen könnte, bei der Zahlen, Messwerte und moderne Organersatzmaschinen eine größere Rolle spielen als die zwischenmenschliche Begegnung. »Rettet die Medizin – wie Ärzte das Ruder wieder selbst in die Hand nehmen können«,[14] dieses Plädoyer scheint mir etwas zu drastisch, ich denke, die Medizin ist auf einem guten Wege. Allerdings muss dieser Weg der Humanität ständig kritisch überprüft und eingefordert werden, von Ärzten, Patienten und der Gesellschaft.

Ich bin froh, dass ich von einem modernen Netz von Therapieangeboten aufgefangen wurde. Ich weiß, dass jeder Tag ein Geschenk der Fortschrittsleistung der aktuellen Medizin ist. Ich wünsche mir andererseits, dass das ungeheure Wissen und die technische Perfektion der Spitzenmedizin immer in Einklang mit einer zutiefst gelebten Humanität und dem Verständnis für den Kranken verbunden bleiben. Und dass die moderne Medizin auch akzeptieren kann, dass sie trotz des Fortschritts immer wieder dem Tod Platz machen muss. Daher habe ich es als meine Aufgabe angesehen, meinen Rollentausch vom Arzt zum Patienten zu beschreiben. Ich wollte auf dem Boden dieser doppelten Perspektive, die ich durch mein Arztsein und meine Patientenkarriere gewinnen konnte, die Gelegenheit ergreifen, um auf spezielle Erfahrungen und Beobachtungen in der Medizin hinzuweisen. Ich wünsche und hoffe, dass ich hiermit Patienten, gesunde Menschen und vor allem auch Kolleginnen und Kollegen, die sich täglich der Leiden und Probleme anderer Menschen annehmen, etwas zum Nachdenken anregen konnte.

Dank

Mein besonderer Dank gilt meinem Freund Georg, der mich in vielen Diskussionen auf dem richtigen Weg gehalten hat, meinem Weggefährten Klaus mit seiner großen Gabe zu strukturellem Denken und den beiden anderen Mitgliedern des »Mittagstisches«, Wolfgang und Roland. Katharina danke ich für ihre Hartnäckigkeit.

Margit Ketterle, Verlagsleiterin Sachbuch bei der Verlagsgruppe Droemer Knaur, hat mich hervorragend begleitet und mir wertvolle Hinweise gegeben. Mein Lektor, Jürgen Bolz, hat mich engagiert und kompetent unterstützt und als erfahrene Hebamme diese Geburt *per vias naturales* eingeleitet.

Vielen Ärzte und Pflegenden in meiner Münchner und Regensburger Zeit danke ich für die gute Ausbildung, die wunderbare Kollegialität und Freundschaft sowie die unendlichen Diskussionen über den guten und richtigen Weg in der Medizin.

Anmerkungen

Vorwort

1 Maio, Giovanni: Den kranken Menschen verstehen. Für eine Medizin der Zuwendung. Herder, Freiburg 2017.
2 Ebd., S. 7.

Überbringen schlechter Nachrichten – Wahrheit und Wahrhaftigkeit

1 Gadamer, Hans-Georg: Über die Verborgenheit der Gesundheit. Suhrkamp, Frankfurt 2010, S. 138.
2 Richter-Kuhlmann, Eva: Arztgesundheit – Die Selbstfürsorge kommt zu kurz. Deutsches Ärzteblatt Spezial, 122. Deutscher Ärztetag, Mai 2019.
3 Gadamer, ebd., S. 144.
4 Thomas Mann in der Einleitung zu: Theodor Storm. Sämtliche Werke, Verlag Th. Knaur Nachf., Berlin 1930, S. 26.
5 Freud, Ernst (Hrsg.): Sigmund Freud – Arnold Zweig. Briefwechsel. S. Fischer Verlag, Frankfurt 1984.
6 Ankowitsch, Eugenie: »Wahrheit am Krankenbett. Nicht ob, sondern wie«, in: Deutsches Ärzteblatt 2014; 111 (5): A-162.

Die Dialektik des Perspektivwechsels – vom Arzt zum Patienten

1 Sontag, Susan: Krankheit als Metapher. S. Fischer Verlag, Frankfurt, 1981, S. 68.
2 Mukherjee, Siddharta: Der König aller Krankheiten. Dumont Buchverlag, Köln 2020, S. 290.
3 Kölle B., Peppel C. (Hrsg.): Die Kunst des Wartens, Wagenbach, Berlin 2019.

4 Bartens, Werner: Empathie. Die Macht des Mitgefühls. Weshalb einfühlsame Menschen gesund und glücklich sind, Knaur Taschenbuch, München 2017, S. 13.

5 Fabbianelli, Faustino: Theodor Lipps. Schriften zur Einfühlung, Ergon Verlag, Würzburg 2018.

6 Bloom, Paul: »Empathy and its discontents«, in: Trends in Cognitive Sciences, Vol. 21, No. 1, January 2017.

7 Lamberton, Cait et al.: »Measuring empathetic care: Development and validation of a self-report scale«, in: Journal of Applied Gerontology, Vol. 34(8) 2015, 1028–1053.

8 Christov-Moore, Leonardo: »Empathy: Gender effects in brain and behavior«, in: Neuroscience and Biobehavior Review, 46, 2014, S. 604–627.

9 Simenon, Georges: Die Glocken von Bicêtre. Diogenes, Zürich 1998, S. 55.

10 Decety, Jean: »The neuroevolution of empathy«, in: Annals of the New York Academy of Sciences, Volume 1231, Issue 1 (2011), 35–45.

11 Kutscher, Patric: »Empathie – Die Fähigkeit des Mitleidens«, in: Deutsches Ärzteblatt, Heft 17, 25.4.2014.

12 Shapiro, Johanna: »Walking a mile in their patients' shoes – empathy and othering in medical students' education«, in: Philosophy, Ethics, and Humanities in Medicine, 3,10, 2008.

13 Hojat M et al: »Does empathy decline in the clinical phase of medical education? A nationwide, multi-institutional, cross sectional study of students at DO-granting medical schools«, in: Academic Medicine, 21. Januar 2020.

14 Cheng Yawei et al.: »Expertise modulates the perception of pain in others«, in: Current Biology, Vol. 17(19) 2007, 1708–13.

15 Roche, Jenny et al.: »Exploring the facets of empathy and pain in clinical practice. A review«, in: Pain Practice 2017; 17: 1089.

16 Kowalski, Christoph: »Burnout in nurses – the relationship between social capital in hospitals and emotional exhaustion«, in: Journal of Clinical Nursing 2010;19, 1654–1663.

17 SWI Schweizer Nachrichten in 10 Sprachen: »›Todespfleger‹ von Luzern vor Gericht«. 20. Januar 2005, https://www.swissinfo.ch/ger/-todespfleger--von-Luzern-vor-Gericht/4313400.

18   Breithaupt Fritz: Die dunklen Seiten der Empathie. Suhrkamp, Frankfurt 2017.

19   Gadamer, Hans-Georg: Über die Verborgenheit der Gesundheit, Suhrkamp, Frankfurt 2010. S. 55 ff.

20   Sinclair, Shane et al.: »Sympathy, empathy, and compassion: A grounded theory study of palliative care patients' understandings, experiences, and preferences«, in: Palliative Medicine 31(5) 2016.

21   Sass, Hans-Martin: »Lassen sich Reziprozitätsmodelle bei der Gewebe- und Organtransplantation ethisch rechtfertigen und praktisch realisieren?«, Medizinethische Materialien Heft 174, Juli 2007.

22   Burks, Derek et al.: »The legacy of altruism in health care: the promotion of empathy, prosociality and humanism«, in: Medical Education 2012; 46:317.

23   More, Ellen: »Empathy as a hermeneutic practice«, in: Theoretical Medicine 1996; 17:243.

24   Krasner, Michael et al: »Association of an educational program in mindful communication with burnout, empathy, and attitudes among primary care physicians«, in: Journal of the American Medical Association, 2009; 302: 1284.

Punktionen und andere Angriffe

1   Troschke, Jürgen von: Die Kunst, ein guter Arzt zu werden, Hans Huber Verlag, Bern 2004.

2   Maio, Giovanni: Mittelpunkt Mensch. Ethik in der Medizin, Schattauer Verlag, Stuttgart 2012, S. 47 ff.

3   Borck, Cornelius: Medizinphilosophie zur Einführung. Junius Verlag, Hamburg 2016, S. 207.

4   Janssens, Uwe et al.: »Therapiezieländerung und Therapiebegrenzung in der Intensivmedizin«, Positionspapier der Sektion Ethik der DIVI, in: Anaesthesist 2013; 62:47–52.

5   Druml, Wilfred et al.: »Übertherapie in der Intensivmedizin«, in: Medizinische Klinik – Intensivmedizin und Notfallmedizin, 3/2019: 194–201.

6   Ebd.

7   Hartog, Christiane et al.: »Übertherapie und emotionale Er-
    schöpfung in der ›end-of-life care‹ – Ergebnisse einer Mitarbeiter-
    umfrage auf der Intensivstation«, in: Anaesthesist, 67 (2018),
    850–858.

8   Geue, Kristina et al.: »Junge Erwachsene mit Krebs – Schmerz-
    erleben und Lebenszufriedenheit«, in: Der Schmerz 2017; 31:
    23–30.

9   Schmidt, Heike et al.: »Symptom burden of cancer patients: Vali-
    dation of the German M.D. Anderson Symptom Inventory: A
    cross-sectional mulitcenter study«, in: Journal of Pain and Symp-
    tom Management 2015; 49: 117–125.

10 Schmitter, Marc et al.: »Erfassung der Schmerzintensität mit ein-
    dimensionalen Skalen«, in: Zeitschrift für Evidenz, Fortbildung
    und Qualität im Gesundheitswesen, 2013: 279–284.

11 Flaskerud, Jacquelyn: »Pain, culture, assessment, and manage-
    ment«, in: Issues in Mental Health Nursing 2015; 36: 74–77.

12 Henschke, Nicholas et al.: »Understanding cultural influences on
    back pain and back pain research«, in: Best Practice & Research
    Clinical Rheumatology 2016; 30: 1037–1049.

Der Arzt – Rollen und Funktionen auf dem Prüfstand

1   zitiert nach Troschke, Jürgen von: »Die Rolle des Arztes in unse-
    rer Gesellschaft«, in: Deutsche Medizinische Wochenschrift 2003;
    128: 2608–2611.

2   Weltärztebund: Deklaration von Genf 2017, https://www.bundes-
    aerztekammer.de/fileadmin/user_upload/downloads/pdf-Ord-
    ner/International/Deklaration_von_Genf_DE_2017.pdf

3   Maio, Giovanni: Mittelpunkt Mensch, S. 111.

4   Rieser, Sabine: »Der Patient als Kunde: Irrweg oder Chance?«, in:
    Deutsches Ärzteblatt 1998; 95(44): A-2748.

5   Osterloh, Falk: »Patientenversorgung unter Druck: Gegen die
    Kommerzialisierung«, in: Deutsches Ärzteblatt 2018; 115(48):
    A-2211.

6   Maio, Giovanni: Mittelpunkt Mensch, S. 120.

7   Noack, Thorsten, und Fangerau, Heiner: »Zur Geschichte des

Verhältnisses von Arzt und Patient in Deutschland«, in: Schulz, Stefan et al. (Hrsg.): Geschichte, Theorie und Ethik der Medizin, Suhrkamp, Frankfurt 2006.

8 L'hoste, Sibylle: »Die ›Sloterdijk-Debatte‹ – Dialog zwischen Medizin und Philosophie gefordert«, in: Deutsches Ärzteblatt 2000; 97: A-1813.

9 Flintrop, Jens: »Unzufrieden in der Klinik – Respekt vor der Niederlassung«, in: Deutsches Ärzteblatt 2015; 112: A-215.

10 Goffman, Erving: Wir alle spielen Theater. Die Selbstdarstellung im Alltag. Piper, München/Zürich 1983.

11 Zitiert nach Gugutzer, Robert: Soziologie des Körpers, 5. Aufl., transcript Verlag, Bielefeld 2015, S. 108.

12 Ebd., S. 106.

13 Azoulay, Elie et al.: »Half the family members of intensive care unit patients do not want to share in the decision-making process: A study in 78 French Intensive Care Units«, in: Critical Care Medicine 2004; 32: 1832–1838.

14 Wiesemann, Claudia, Simon, Alfred: Patientenautonomie. Theoretische Grundlagen – Praktische Anwendungen, mentis-Verlag, Brockhaus, Kornwestheim 2013.

Ambulanz für Krebspatienten – eine Tagesration Hochleistungsmedizin

1 Krüger, Hans-Peter (Hrsg.): Helmuth Plessner: Die Stufen des Organischen und der Mensch. De Gruyter Verlag, Berlin 2017.

2 Gugutzer, Robert: Soziologie des Körpers, ebd.

3 Krüger, Hans-Peter (Hrsg.): Helmuth Plessner, ebd.

4 Graumann, Sigrid: »Menschenwürde und Behinderung«, in: Joerden, Jan, Hilgendorf, Eric, Thiele, Felix (Hrsg.): Menschenwürde und Medizin – ein interdisziplinäres Handbuch, Duncker & Humblot, Berlin 2013.

5 Gadamer, Hans-Georg: Über die Verborgenheit der Gesundheit, ebd., S. 162.

6 Gadamer, ebd., S. 152.

7 Ebd., S. 151.

8   Kant, Immanuel: Kritik der reinen Vernunft. Werke in sechs Bän-
    den. Herausgegeben von Wilhelm Weischedel, Band II, Wissen-
    schaftliche Buchgesellschaft, Darmstadt 2017, S. 80.

Die Stammzelltransplantation und der Hochsicherheitstrakt

1   Cole, Jonathan: Über das Gesicht, Kunstmann, München 1999.
2   Wong, Carmen Ka Man et al.: »Effect of facemasks on empathy
    and relational continuity: a randomised controlled trial in pri-
    mary care«, in: BMC Family Practice 2013; 14: 200.
3   Endrizzi, Geraldine: Maskenwesen. Vom Wesen der Maske, Grin
    Verlag, München 2002.
4   Ebd.
5   Quante AS: »Projections of cancer incidence and cancer-related
    deaths in Germany by 2020 and 2030«, in: Cancer Medicine 2016;
    5: 2649.
6   Dunford, Andrew et al.: »Tumor-suppressor genes that escape
    from X-inactivation contribute to cancer sex bias«, in: Nature Ge-
    netics 2017; 49: 10–16.
7   Muthny FA et al.: »Psychosocial strain and work satisfaction of
    oncologic nurses. Results of an empirical study in an acute hospi-
    tal«, in: Pflege 1998; 11: 281–285.
8   Gómez-Urquiza, Jose et al.: »Prevalence, risk factors, and levels of
    burnout among oncology nurses: a systematic review«, in: Onco-
    logy Nursing Forum 2016; 43: E104.
9   Hipp M et al.: »Workload and quality of Life of Medical Doctors
    in the Field of Oncology in Germany – a Survey of the Working
    Group Quality of Life of the AIO for the Study Group of Internal
    Oncology«, in: Oncology Research and Treatment 2015; 38: 154.
10 Wander, Maxie: Leben wär' eine prima Alternative, Suhrkamp
    Verlag, Frankfurt 1979.
11 Sartre, Jean-Paul: Der Ekel, Rowohlt Verlag, Hamburg 2016.
12 Menninghaus, Winfried: Ekel. Theorie und Geschichte einer star-
    ken Empfindung. Suhrkamp Verlag, Frankfurt 2002.
13 Günther, Anna: »Schüler rasieren sich Glatze aus Solidarität«, in:
    Süddeutsche Zeitung vom 29. März 2017.

14 Synesios von Kyrene: Lob der Kahlheit, übersetzt von Werner Golder, Königshausen & Neumann, Würzburg 2007.

Der Tod – nicht länger zu ignorieren

1 Jankèlèvic, Vladimir: Der Tod, Suhrkamp Verlag, Frankfurt 2017, S. 17.
2 Schlich, Thomas, und Wiesemann, Claudia (Hrsg.): Hirntod. Zur Kulturgeschichte der Todesfeststellung, Suhrkamp Verlag, Frankfurt 2001.
3 Schlich, Thomas, und Wiesemann, Claudia (Hrsg.), ebd., S. 18.
4 Janzen, Nicole: Die Verdrängung des Todes in modernen Gesellschaften, GRIN Verlag, München 2013.
5 Benjamin, Walter: Erzählen. Schriften zur Theorie der Narration und zur literarischen Prosa, Suhrkamp Verlag, Frankfurt 2007.
6 Schlich, Thomas, und Wiesemann, Claudia (Hrsg.), ebd., S. 78.
7 Jankèlèvic, Vladimir, ebd. S. 12.
8 Janzen, Nicole, ebd.
9 Clemens, Katri Elena et al.: »Integration palliativmedizinischer Prinzipien in die Behandlung von Intensivpatienten«, in: Anästhesiologie, Intensivmedizin, Notfallmedizin, Schmerztherapie 2009; 2: 88–94.
10 Nauck, Friedmann et al.: »Ärztlich assistierter Suizid – Hilfe beim Sterben – keine Hilfe zum Sterben«, in: Deutsches Ärzteblatt 2014; 111 A-67.
11 BVerfG, Urteil des Zweiten Senats vom 26. Februar 2020 – 2 BvR 2347/15 –, Rn. 1-343, http://www.bverfg.de/e/rs20200226_2b-vr234715.html.
12 Jankèlèvic, Vladimir, ebd., S. 24.
13 Cheng, François: Fünf Meditationen über den Tod. Und über das Leben. C. H. Beck Verlag, München 2015, S. 22.
14 Ebd., S. 37.
15 Hibbeler, Birgit: »Was ist ein guter Arzt?«, in: Deutsches Ärzteblatt 2011; 108: A-2762.
16 Sonnenmoser, Marion: »Arzt-Patient-Beziehung – Über den Tod sprechen«, in: Deutsches Ärzteblatt 2005; 102: A-1012.

17 https://www.rbb-online.de/kontraste/ueber_den_tag_hinaus/ge-sundheit/hilflos_und_ueberfordert.html.

18 Goranson, Amelia et al.: »Dying is unexpectedly positive«, in: Psychological Science 2017; 28: 988–999.

19 Dosa, David: »A day in the life of Oscar the cat«, in: New England Journal of Medicine 2007; 357: 328–329.

Leben 2.0

1 Jankèlèvic, Vladimir: Der Tod, Suhrkamp Verlag, Frankfurt 2017, S. 24.

2 Maio, Giovanni: Den kranken Menschen verstehen. Für eine Medizin der Zuwendung, Herder, Freiburg 2017, S. 148.

3 Herth, Kaye: »Abbreviated instrument to measure hope: development and psychometric evaluation«, in: Journal of Advanced Nursing 1992; 17: 1251–1259.

4 Geiser, Franziska et al.: »The German version of the Herth Hope Index (HHI-D): Development and Psychometric Properties«, in: Oncology Research and Treatment 2015; 398: 356–360.

5 Geisler, Franziska, ebd.

6 Engelmann, Dorit et al.: »Death-related anxiety in patients with advanced cancer: Validation of the German Version of the Death and Dying Distress Scale«, in: Journal of Pain and Symptom Management 2016; 52: 582–587.

7 Zitiert nach: Waldhoff, Hans-Peter: Eros und Thanatos. Über die Verflechtung von Lebens- und Todestrieben und ihre riskante Spaltung im Zivilisationsprozess, Velbrück Wissenschaft, Weilerswist 2019.

8 Gadamer, Hans-Georg: Über die Verborgenheit der Gesundheit, ebd., S. 137.

9 Whitbeck, Carolin: Eine Theorie der Gesundheit, in Schramme, Thomas: Krankheitstheorien. Suhrkamp, Frankfurt 2012.

10 Hoppe, Jörg-Dietrich: »Mehr Vertrauen in die ärztliche Urteilskraft«, in: Deutsches Ärzteblatt 2005; 102: A-944.

11 Camus, Albert: Die Pest, Sonderausgabe, Rowohlt Verlag, Reinbek 2010, S. 133.

12 https://www.tagesspiegel.de/gesellschaft/berliner-intensivpfleger -ueber-corona-patienten-wir-hatten-ihn-16-stunden-auf-dem-bauch-liegen/25722480.html.

13 Sideaway, Peter: »COVID-19 and cancer: what we know so far«, in: Nature Reviews Clinical Oncology, online publiziert am 7. April 2020.

14 Pramstaller, Peter: Rettet die Medizin! Wie Ärzte das Ruder wieder selbst in die Hand nehmen können, Medizinisch Wissenschaftliche Verlagsgesellschaft, Berlin 2016.